2nd EDITION

청각 및
평형기능검사학

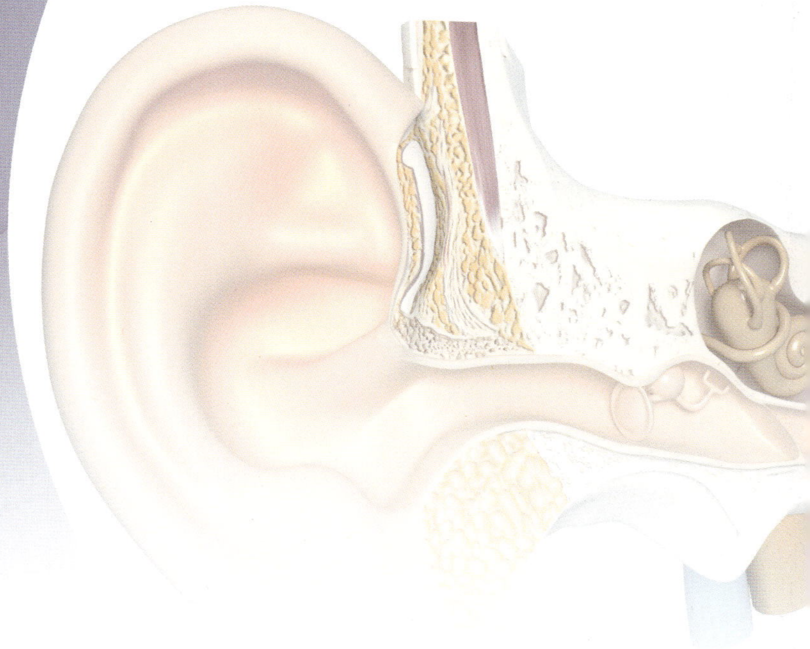

공동저자

강윤정 (동의과학대학교)
강윤정 (안산대학교)
강지혁 (대전대학교)
김근식 (건양대학교)
김대진 (경복대학교)
김동우 (인제대학교 해운대백병원)
김병원 (김천대학교)
김선규 (동남보건대학교)
김성희 (대전보건대학교)
김시현 (인제대학교)
김자원 (인제대학교 상계백병원)
김정남 (경남정보대학교)
김지용 (전주기전대학교)
김철승 (광주보건대학교)
김판길 (진주보건대학교)
김효신 (대경대학교)
박성배 (마산대학교)
박신애 (순천향대학교)
박신영 (제주한라대학교)
배난영 (광양보건대학교)
배형준 (전 대전과학기술대학교)
설재웅 (을지대학교 성남캠퍼스)
신경아 (신성대학교)
신환호 (서영대학교 광주캠퍼스)
오지은 (극동대학교)
유성률 (세명대학교)
유정윤 (연세대학교 미래캠퍼스)
유태현 (동남보건대학교)
윤진영 (충북보건대학교)
이길현 (원광보건대학교)
이선경 (동강대학교)
이옥경 (전 대전보건대학교)
이원준 (대전과학기술대학교)
이유지 (이화여자대학교 서울병원)
정동주 (호서대학교)
정세훈 (대구보건대학교)
정한나 (김해대학교)
조은경 (경운대학교)
최고은 (부산가톨릭대학교)
최선영 (대구보건대학교)
최지영 (양산부산대학교병원)
현경예 (동의대학교)
황경희 (대구보건대학교)
황수미 (상지대학교)

대한의사협회
의학용어집 제6판
적용

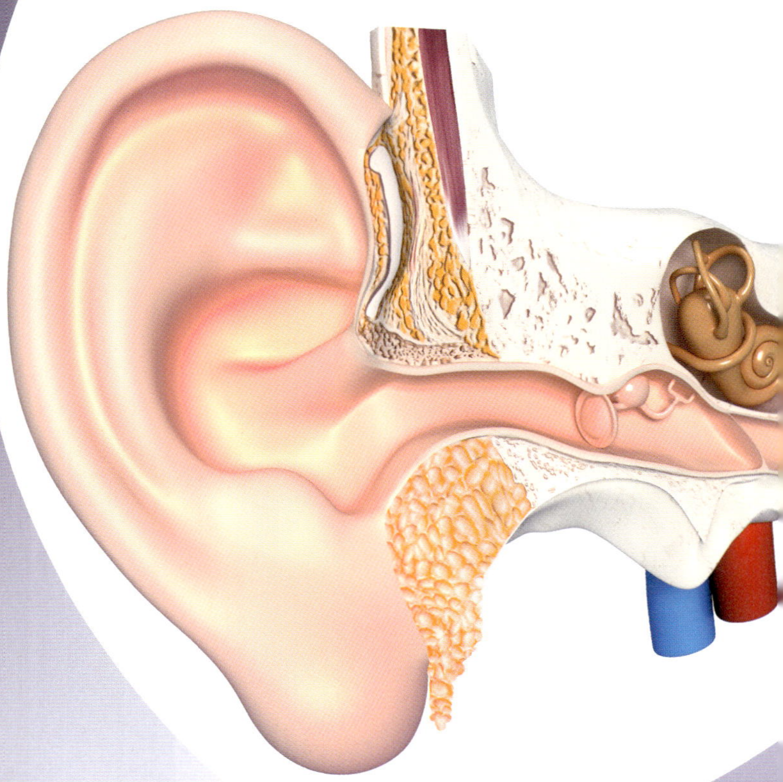

2nd EDITION

청각 및 평형기능검사학

기본 청각 검사 · 평형 기능 검사

이선경 · 김대진 · 김철승 · 김효신 · 설재웅 · 신환호 · 조은경
김성희 · 현경예 · 김시현 · 김동우 · 김자원 · 이유지 · 최지영

머리말

이 교재는 생리기능검사 중 기타생리로 편재 되어 있던 청력검사 부분을 최근 의학적 중요성이 확장되어가는 임상현장 수요에 맞추어 독립적으로 발간하게 되었다.

교재의 구성은 청력과 전정기관의 해부생리, 기본 청각검사의 종류와 특징, 특수 청각검사, 평형기능검사로 되어 있다. 또한 청력검사실에 종사하고 있는 임상병리사들이 현장에서 시행하고 있는 검사들의 방법과 내용, 결과 및 해석을 중심으로 설명하였다. 교재내용의 충실을 기하기 위해 관련된 최신 논문들을 참고하여 집필하였고, 신생아와 유소아 청력 및 전정기능을 특수 청력파트로 포함시켜 시대의 흐름에 맞는 새로운 정보와 방법들이 반영 될 수 있도록 하였다.

그동안 우리나라 대학의 임상병리학과에서 청력 및 전정기능 검사에 관한 지식을 충실하게 교육시킬 수 있는 적절한 교재가 부족하였던 현실을 고려할 때 향후 이 책이 학교나 임상에서 유용하게 활용될 수 있기를 기대해 본다. 교재내용의 부족한 부분들은 앞으로 개정판을 통해 지속적으로 보완해 나갈 계획이다.

이 책이 나오기 까지 헌신적 노력과 지원을 아끼지 않으신 임상생리학교수회 교수님들과 고려의학 사장님, 직원여러분께 진심어린 감사의 말씀을 드린다. 그리고 임상병리사의 업무범위와 내용에 관해 책임의식을 가지고 교재편찬에 적극 참여해주신 교수님들과 성실하게 관련 자료수집, 내용, 방법을 마지막까지 수정하고 다듬어 절차탁마의 덕을 실천해주신 임상선생님들께도 깊은 존경의 마음을 전한다.

2024년 8월

편집위원 일동

목차

CHAPTER I 기본 청각검사

01 청각 및 평형기능검사를 위한 해부 생리 / 3

02 기본 청각검사 / 27

03 특수청각검사 / 59

CHAPTER II 평형기능검사

04 평형기능검사 / 103

청각기능검사학

CHAPTER I

기본 청각검사

Section

01

청각 및 평형기능검사를 위한 해부 생리

학습목표

1. 귀의 구조를 설명할 수 있다(B).
2. 귀의 생리를 설명할 수 있다(B).
3. 소리의 물리적 특징을 설명할 수 있다(B).

1. 귀의 해부 생리

귀는 외이(바깥귀, external ear), 중이(가운데귀, middler ear) 및 내이(속귀, inner ear)로 이루어져 있으며, 청각 및 평형 기능에 관련하는 인체에서 중요한 기관이다. 외이는 소리를 모으는 귓바퀴와 소리가 이동하는 통로인 외이도(바깥귀길, external auditory canal)로 구성되어 있다. 중이는 고막, 이소골, 이관(귀관, eustachian tube)으로 이루어져 있다. 고막은 저항력과 탄력성을 가진 얇은 막으로 소리인 음파에 의해서 진동하며, 이소골에 의해 음파의 진동은 증폭된다.

이관은 중이 내부공간과 코인두를 연결하는 관이며 외부 공기를 통과시킴으로서 양쪽 귀의 압력이 같도록 조절하는 역할을 한다. 내이는 달팽이(와우), 안뜰기관(전정기관)으로 구성 된다. 내이의 골벽 내부에는 속림프(내림프, endolymph)와 청각세포인 털세포(hair cell)가 분포하는데 음파의 진동을 감지하여 안뜰달팽이신경(속귀신경)을 통해 대뇌로 전달한다.

반고리뼈관은 몸의 회전성 운동을 감지하는 평형기관이며, 위치에 따라서 앞반고리뼈관, 가쪽반고리뼈관, 뒤반고리뼈관으로 이루어져 있다. 둥근주머니(구형낭)는 몸의 수직 방향의 움직임을 감지하고, 타원주머니(타원낭)는 몸의 수평 방향의 움직임을 감지하는 평형기관이다. 둥근주머니와 타원주머니를 안뜰이라고 하며, 달팽이에는 없는 다양한 크기의 이석이 위치하고 있어서 중력에 대한 수직성 및 수평성 운동을 감지한다. 안뜰기관(전정기관)은 이러한 3개의 반고리뼈관, 둥근주머니 및 타원주머니를 통틀어 일컫는 말이다. 귀를 통하여 소리 자극이 수용되면 귓바퀴, 외이도, 고막, 이소골, 달팽이를 거쳐 말초안뜰계단(전정계), 중추신경계로 정보가 전달된다.

마찬가지로 인체가 평형을 유지하기 위하여 안뜰계단, 시각계 및 몸감각계로부터 자극을 수용하면 중추신경계로 정보를 전달함으로써 눈운동에 의한 시야의 안정성을 유지하고, 근육조절을 통한 신체 평형을 이룰 수 있다(그림 1-1).

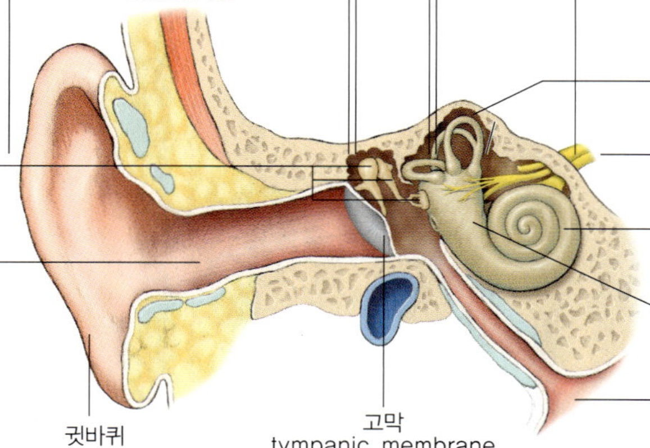

그림 1-1. 귀의 구조

2. 귀의 구조

외부의 소리가 전달되는 과정을 살펴보면, 소리는 공기의 진동으로 발생된 음향학적 신호(acoustic signal)로 외이에서는 소리를 모아 고막(tympanic membrane)에 전달되고, 고막과 중이의 세 개의 뼈에 의해 기계적인 신호(mechanical signal)로 변환된다. 이렇게 전달된 소리의 기계적 신호는 내이의 달팽이(cochlea)에서 전기신호(electrical signal)로 바뀌고, 자극을 받은 안과 밖의 털세포에서 신경전달물질(neurotransmitter)이 방출되어 화학적 신호(chemical signal)로 안뜰달팽이신경에 전달된다. 이런 일련의 과정으로 뇌는 소리를 지각하게 된다.

1) 외이(External ear)

귀의 가장 바깥 부분에 위치한 외이는 귓바퀴, 외이도로 구성되어 있고, 외부의 소리에너지를 내부로 전달하는 역할을 한다.

(1) 귓바퀴(Auricle)

탄력이 좋고 부드러운 탄력연골이 뼈대를 이루고 있으며, 전체적으로 스피커와 같은 깔때기 모양을 하고 있어 음향 환경에서 소리는 모으는 역할을 한다.

(2) 외이도(External auditory canal)

귓바퀴로부터 고막까지 이르는 S자 모양으로 휘어진 관으로, 성인의 경우 그 길이가 2.5~3 cm, 내경은 7~9 mm이다. 외이도의 바깥쪽 1/3은 연골로 귓바퀴의 연골이 연속되었으며(연골부), 안쪽 2/3는 뼈로 구성되어 있다. 외이도는 고막을 외상으로부터 보호하고, 온도와 습도를 일정하게 유지하는데 도움이 된다. 영아기는 주로 연골부로 구성되기 때문에 짧고 굴곡이 없이 곧은 모양을 하고 있지만, 성인이 되면서 그 길이가 더 길어지고 S자의 형태를 갖게 된다.

2) 중이(Middle ear)

외이와 내이 사이에 위치한 중이는 점막으로 덮여 있는 공기로 채워진 하나의 공간으로 고막, 이소골, 이내근, 이관으로 구성되어 있어 소리에너지를 외이도로부터 내이의 림프액으로 전달하는 역할을 한다(그림 1-2).

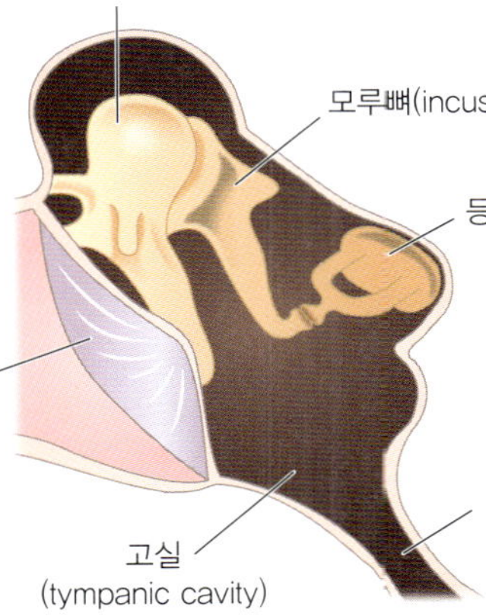

그림 1-2. 중이의 구조

(1) 고막(Tympanic membrane)

고막은 가로 8~9 mm, 세로 8~9 mm, 두께 0.1 mm의 얇은 막으로 타원형으로 진주색상의 회백색 또는 담홍색을 띠고 있다. 40~50°의 경사가 진 원뿔 모양의 타원형이며, 중심부가 내측으로 함몰되어 마치 나팔 모양 같다. 고막의 중심에서 내측으로 가장 함몰되어 오목한 부분을 배꼽(제, umbo)라고 하며 고막 내측에 이소골 중 망치뼈자루(추골병)의 끝부분이 부착되어 있다. 고막의 내측에는 이소골들이 부착되어 있어 소리가 고막을 진동시키면 진동은 이소골을 통해서 내이로 전달되어 소리를 감지하게 된다.

(2) 이소골(Ossicles)

인간의 몸에서 가장 작은 뼈인 망치뼈, 모루뼈, 등자뼈로 구성되어 있다. 이소골은 고막의 내측에 부착되어 있어 망치뼈, 모루뼈, 등자뼈 순으로 관절에 의해 연결되어 있으며 등자뼈는 머리띠인대(윤상인대)에 의해 타원창(안뜰창)에 부착되어 있다.

망치뼈(malleus)는 이소골 가운데 가장 큰 뼈로 길이가 약 7~8 mm 되고, 고막 바로 뒤에 위치하여 고막이 밀리지 않게 받쳐 주고 고막과 모루뼈를 연결시켜 주는 역할을 한다.

모루뼈(incus)는 약 6~7 mm로 망치뼈자루(추골병) 내후방에 위치하여 망치뼈와 등자뼈 사이에서 관절을 형성하며, 지렛대 역할을 함으로써 중이의 변압기능에 중요한 역할을 한다.

등자뼈(stapes)는 인간의 몸에 있는 뼈 중 가장 작은 뼈로 머리띠인대(윤상인대)에 의해 안뜰의 타원창(안뜰창)에 부착되어 있다. 안뜰의 타원창에서 중이가 내이에 연결되어 있어 이소골이 소리에 의해 움직이면 등자뼈의 발판이 타원창 쪽으로 움직이고 이 움직임이 다시 달팽이 내의 림프액의 움직임을 유도한다(그림 1-3).

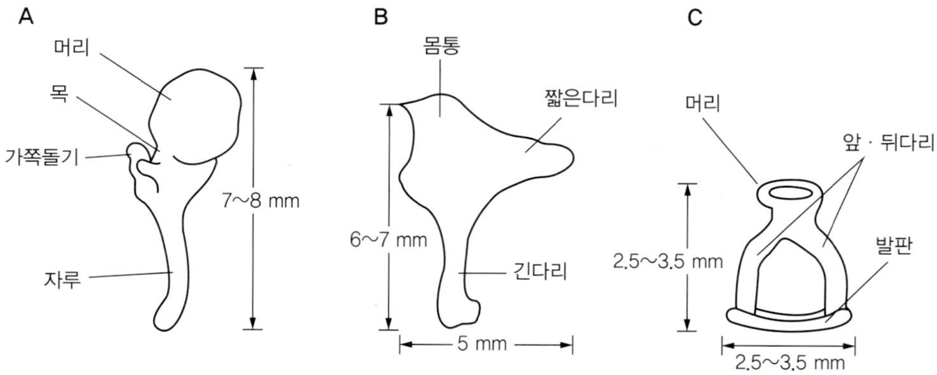

그림 1-3. **이소골**: A. **망치뼈**(malleus), B. **모루뼈**(incus), C. **등자뼈**(stapes)

(3) 이내근(Auditory muscles)

인체의 가장 작은 근육으로 이소골에는 두 개의 근육인 고막긴장근(tensor tympani muscle)과 등자근(stapedius muscle)이 부착되어 있다.

고막긴장근(tensor tympani muscle)은 삼차신경에 지배를 받으며 망치뼈자루에 연결되어 있다. 이 근육이 수축되면 망치뼈를 안쪽으로 끌어당겨 고막을 긴장시켜 진동의 폭을 감소시킨다.

등자근(stapedius muscle)은 등자뼈의 목에 연결되어 수축하면 등자뼈의 목 뒤 방향으로 움직인다. 이 근육은 얼굴신경에 의해 지배되며 외부의 소리에 반응하여 수축되면 음향반사가 일어나며, 얼굴신경 마비가 있는 경우 임피던스 청력검사의 등자근반사가 소실된다.

(4) 이관(Auditory tube, eustachian tube)

고실의 앞벽에서 시작하여 코인두(nasopharynx)에 연결되는 공기로 가득한 관으로 외부 기압의 변화에 따라 공기가 이관을 통하여 중이 속공간(내강)에서 배출되어 고막을 중심으로 고막 내외의 기압이 평형을 유지하도록 한다. 보통 이관은 닫혀 있지만 하품, 재채기 그리고 삼킴 작용이 일어날 때 열려서 고실의 공기를 환기시키고 압력을 대기압과 같게 유지하며 고막 전후의 압력의 균형을 유지하게 한다.

이관의 길이는 성인에서 약 3.5 cm이지만, 유아에서는 길이가 짧고 중이와 코인두강이 수평적으로 형성되어 감염에 더 많이 노출되어 있어 중이염에 걸릴 가능성이 높다(그림 1-4).

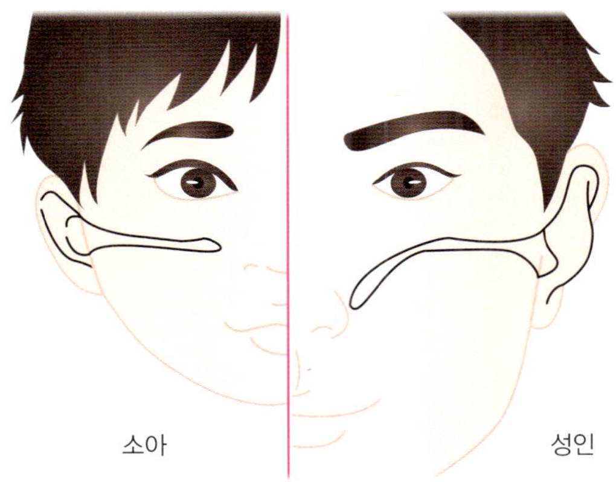

그림 1-4. 소아와 성인의 이관

3) 내이(Inner ear)

내이는 달팽이(와우, cochlea), 반고리뼈관(semicircular canal), 안뜰(전정, vestibuli)의 3부분으로 이루어져 있다. 달팽이는 소리를 받아들이는 기능을 하고, 반고리뼈관과 안뜰은 몸의 균형을 유지하는 기능을 한다.

(1) 달팽이(와우, Cochleal)

나선형 구조의 달팽이처럼 생겨 '달팽이관'이라 불리우기도 하는 달팽이는 일반적으로 2¾ 바퀴 또는 나선형으로 펼쳤을 때 길이가 약 35 mm, 폭은 바닥 쪽이 직경 약 9 mm로 넓고 꼭대기 쪽으로 갈수록 직경 약 5 mm로 좁아진다. 달팽이에는 안뜰창이라 불리는 타원창(난원창, oval window)과 둥근 형태의 달팽이창(둥근창, round window)이 있으며 이소골의 등자뼈는 타원창(안뜰창)에 연결되어 있어 소리의 자극을 전달한다.

구조적으로 내부는 안뜰막(vestibular membrane)과 바닥막(basilar membrane)에 의해 윗부분인 안뜰계단(scala vestibuli), 중간 부분인 달팽이관(cochlear duct) 또는 중간계단(scala media)라고 하며, 달팽이관의 아래쪽 바닥막이 있는 쪽은 고실계단(scala tympani)라고 한다. 안뜰계단과 달팽이관은 안뜰막에 의해 구분되고, 달팽이관과 고실계단은 바닥막에 의해 구별된다(그림 1-5). 안뜰계단과 고실계단은 꼭대기회전부에 계단끝통로(달팽이구멍, helicotrema)이 있어 서로 통하며 이 두 곳 모두 많은 양의 나트륨 이온(140 mEq/L)과 아주 적은 양의 칼륨 이온(7~8 mEq/L)을 포함하는 바깥림프액으로 채워져 있다. 반면 안뜰계단과 고실계단으로 둘러싸여 있는 달팽이관은 많은 양의 칼륨 이온(145 mEq/L)과 소량의 나트륨 이온(27 mEq/L)을 포함하는 속림프액으로 구성되어 있다.

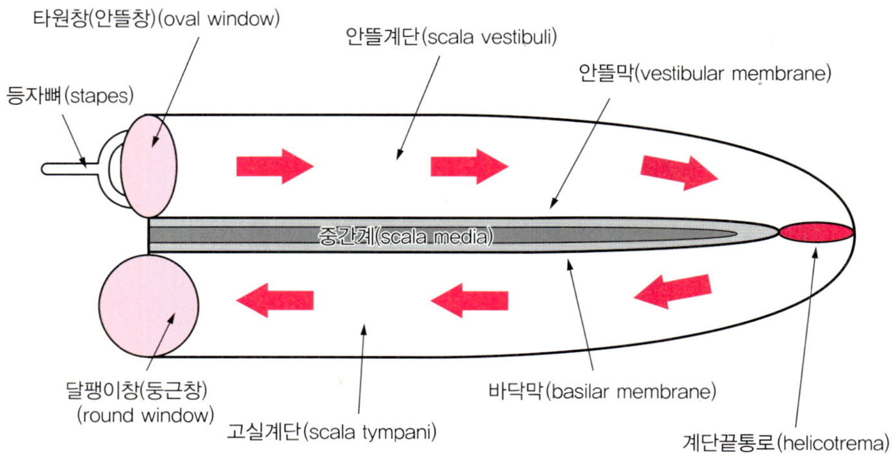

그림 1-5. 달팽이의 구조

(2) 코르티기관(Organ of Corti)

달팽이의 달팽이관에 위치한 청각기관인 코르티기관은 바닥막(basilar membrane)과 골나선판(뼈나선판, osseous spiral lamina) 위에 위치해 있다.

바닥막(basilar membrane)은 소리에 대한 코르티기관의 반응에 중요한 역할을 한다. 구조적으로 달팽이의 바닥막은 바닥은 좁고 꼭대기로 갈수록 넓어지며 그 두께와 경직도가 바닥에서 꼭대기로 갈수록 감소한다. 이러한 바닥막의 구조적인 특징으로 고주파수의 자극에서는 바닥막의 바닥에서 최대 진폭이 만들어지며, 저주파수의 자극에서는 바닥막의 꼭대기에서 최대의 진폭이 발생한다.

바닥막 위의 코르티기관 안쪽에는 1열의 털세포와 바깥쪽의 3열의 털세포가 있으며, 이들 털세포는 여러 종류의 버팀세포(supporting cell)에 의해 지지되고 있다. 각 털세포 위에는 소리 자극을 받아 뇌로 보내는 청각신호를 발생시키는 세포로서 고정섬모(stereocilia)를 가지며, 고정섬모 끝이 코르티기관의 지붕인 덮개막(tectorial membrane)과 접촉하여 속림프 흐름(endolymphatic flow)의 자극을 털세포로 전달하게 된다(그림 1-6).

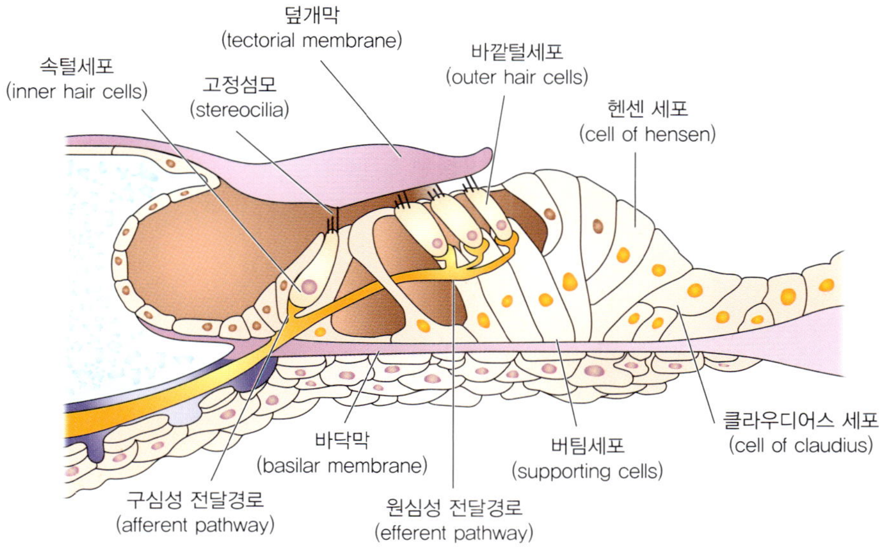

그림 1-6. 코르티 기관(organ of Corti)의 구조

4) 중추청각기관

(1) 안뜰달팽이신경

사람의 안뜰달팽이신경(속귀신경, vestibulocochlear nerve)은 약 31,400개의 신경섬유로 이루어져 있으며 털세포의 바닥에서 연접을 이루고 나선신경절을 지나 달팽이신경 다발을 형성한다. 안뜰달팽이신경세포의 95%를 차지하는 I형 안뜰달팽이신경세포는 주로 속털세포에서 뇌로 청각 정보를 전달하는데 일반적으로 속털세포는 1개당 약 20개의 신경섬유가 붙어 있다. 반면 5%의 II형 안뜰달팽이신경세포는 주로 바깥털세포와 연결이 되어 있는데 바깥털세포에서는 5~6개의 바깥털세포를 한 개의 신경섬유가 담당한다.

안뜰달팽이신경은 중추와의 연결 방식에 따라 구심성 전달경로(afferent pathway)와 원심성 전달경로(efferent pathway)로 나눌 수 있는데 구심성 연결은 주로 I형 안뜰달팽이신경에 의해, 원심성 연결은 주로 II형 안뜰달팽이신경에 의해 이루어진다.

(2) 청각 중추신경계

음자극에 의해 털세포와 안뜰달팽이신경을 통해서 변환된 활동전위는 신경계로 전달되게 된다. 구심성 전달경로 상의 안뜰달팽이신경은 달팽이핵으로 전달한다.

달팽이핵(cochlear nucleus)은 배쪽달팽이핵(ventral cochlear nucleus)과 등쪽달팽이핵(dorsal cochlear nucleus)으로 분리되며 저주파수는 배쪽달팽이핵이, 고주파수는 등쪽달팽이핵이 반응한다.

안뜰달팽이신경으로부터의 정보는 먼저 배쪽달팽이핵과 등쪽달팽이핵으로 전달되며, 달팽이핵으로부터 대부분의 섬유(70%)들은 뇌줄기를 교차해서 반대쪽의 위올리브핵으로 전달된다. 최초로 왼 · 오른쪽의 정보가 서로 교환하기 시작한다.

위올리브핵(superior olivary nucleus)은 양쪽 귀로 들어온 소리의 시간과 강도 차이를 분석하고 음원의 방향을 감지한다. 위올리브핵은 대뇌 피질로 가는 신경세포 활동을 중계(구심성 전달경로)하기도 하며, 중이의 고막긴장근과 등자근의 반사적 활동을 중재(원심성 전달경로)하기도 한다. 강한 소리가 들어오면 얼굴신경의 원심성 섬유를 자극해 얼굴신경의 지배를 받는 등자근이 수축하여 큰 소리로부터 귀를 보호하도록 한다. 위올리브핵은 구심성 경로와 원심성 경로 모두에 관여하여 신호대잡음비와 소음하청취능력에 중요한 영향을 미치는 것으로 추정된다. 위올리브핵의 청각 자극은 가쪽섬유띠(외측섬유대)로 전달된다.

가쪽섬유띠(lateral lemniscus)는 위올리브핵과 밀접히 연관되어 소리 방향성 정보를 처리하는데 중요한 역할을 하며, 청각놀람반사(acoustic startle reflex)의 주요 경로이기도 하다. 가쪽섬유띠를 거쳐 중간뇌의 아래둔덕으로 전달된다.

아래둔덕(inferior colliculus)은 소리 방향성 분별과 소리주파수 분별, 그리고 청각정보와 비청각정보를 통합하는 기능을 하는 것으로 알려져 있다. 아래둔덕에서 동측 및 반대측의 안쪽무릎체(내측슬상체)로 연결된다(그림 1-7).

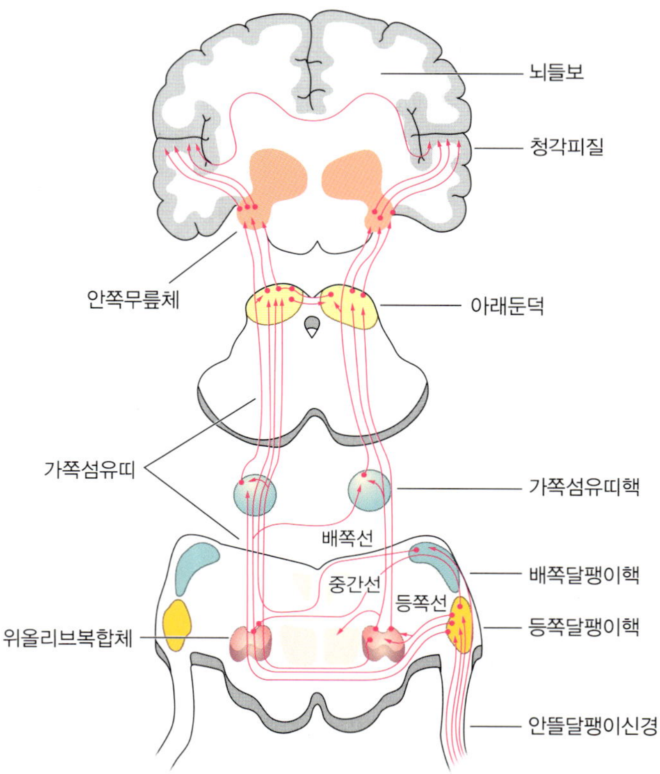

그림 1-7. 청각 중추신경계의 구심성 정보전달 경로

안쪽무릎체(medial geniculate body)에 도달한 신호를 대뇌피질의 청각영역(cortical auditory area, heschl's area)에 도달하여 인식하게 된다. 청각피질의 일차청각영역은 브로드만영역(Brodmann area) 41에 해당되는 측두엽의 실비우스틈새(sylvius fissure)에 속해 있고, 이차청각영역은 브로드만영역(Brodmann area) 42 에 해당되며 일차청각영역 주변에 모여 있다.

3. 귀의 기능

1) 외이의 기능

첫 번째, 외이의 피부와 구조는 보호 기능을 한다. 외이는 전체적으로 S자 형태의 모양으로 중간부위에 잘록(협부, isthmus)이 있어 외부로부터 이물질이 쉽게 들어가지 못하도록 방어의 기능을 한다. 또한 외이도의 1/3로 구성된 연골의 피부는 두께가 두껍고 신체의 다른 부위와 같이 모낭, 기름샘, 귀지샘 등이 있다. 귀지샘(ceruminous gland)은 땀샘이 변한 것으로 지방성의 황갈색 액체를 분비하고 여기에 탈락된 상피세포들과 피지가 더해져서 귀지(cerumen)를 형성하게 된다. 귀지는 지방 성분이 많기 때문에 물기가 스며들지 못하게 하고, 산성으로 병원균증식을 방어하여 외이도를 항상 깨끗하게 유지하도록 한다. 특히 말을 하거나 음식물을 먹을 때 외측 외이도의 크기가 변화되면서 귀지나 이물질을 자연스럽게 외이도 밖으로 밀어낸다.

두 번째, 외이는 공명강으로서 역할을 한다. 외이는 귓바퀴 쪽에는 열려 있고 고막 쪽에는 닫혀 있는 폐쇄된 관의 형태를 가진다. 이 형태는 음향학적으로 공명주파수를 결정하는데 영향을 준다. 공명은 개인의 외이도의 형태와 크기에 따라 달라질 수 있지만, 대부분 1.5~7 kHz 범위를 10~15 dB 정도 증폭시켜 준다.

세 번째, 외이는 소리의 방향 분별력에 중요한 역할을 한다. 소리의 방향성은 두 귀를 모두 사용할 때에만 정확히 구별할 수 있다. 양측 귀에 자극음이 도달하는 시간 차이와 음이 한쪽방향에서 들려올 때 음이 머리에 반사되어 주위의 음파와 합쳐져, 음원 동측에서는 소리압(음압)이 증가되고 반대 측에서는 소리압이 약화되는 효과에 의해 양측 귀의 소리압 차이를 비교해 탐지하게 된다. 또한 음원의 방향에 따라 양 귀 사이에 도달하는 시간 차이가 발생하여 음원 위치를 인지하는데 중요한 역할을 한다.

2) 중이의 기능

중이는 외이의 음향적 신호를 내이의 전기적 신호로 바꾸어 주는 역할을 수행하는데, 외이의 음향학적 에너지를 중이에서 기계적 에너지로 전환하여 내이의 달팽이에 전기적 에너지로 전달한다. 일반적으로 공기와 액체간의 임피던스 차이가 커서 대부분의 에너지가 전달되지 못하고 반사되게 되나 고막과 이소골이 작용하여 음의 에너지 전달 효율을 높이게 하는 것이다.

첫 번째, 중이는 임피던스 변환기로서의 기능을 한다. 그 중 먼저 고막의 면적과 등자뼈 발판의 면적의 비에 의한 압축효과이다. 면적 비율로 나타내면 고막의 면적과 등자뼈의 발판 면적은 약 17:1이다. 상대적으로 넓은 고막에서 좁은 등자뼈의 발판으로 소리 에너지가 응축되어 타원창(안뜰창)에 전달되며 이러한 소리 압력의 증가는 약 24.6 dB정도 기여한다. 또 이소골 간의 지렛대 효과가 있다. 망치뼈와 모루뼈 사이는 1.3:1의 길이의 비율로 약 2 dB의 소리 압력 증가가 있다. 마지막으로 고막의 오목한 원뿔형 모양에 의한 움직임으로 약 2배 정도 추가 압력 상승효과를 기대할 수 있다. 이 세 가지 요소로 발생하는 이득은 $17 \times 1.3 \times 2 = 44.2$인데 이것을 dB SPL(sound pressure level, 소리압수준)로 환산하면 $20 \log 44.2 = 32.9$ dB SPL로 청력은 약 32.9 dB 소리압이 증폭되는 효과가 나타난다(그림 1-8).

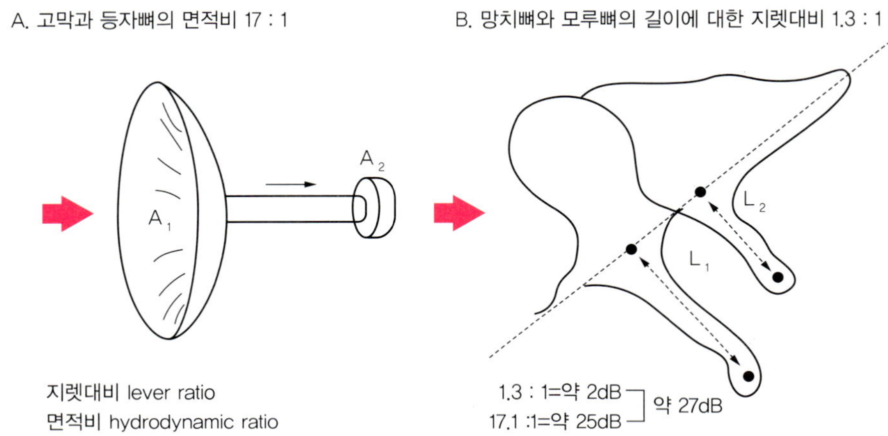

그림 1-8. 중이의 임피던스 변환기로서의 기능

두 번째, 중이의 이내근은 강한 소리 자극으로부터 내이를 보호한다. 강한 소리 자극이 들어올 때 반사적으로 수축하며 이소골의 경직도를 높여 에너지 전달을 억제한다. 이러한 등자반사(음향반사, stapedial(acoustic) reflex)의 경로는 큰 소리에 이내근이 반응하는 일련의 이내근 반사 경로이고, 등자근이 주로 역할을 하며 아주 큰 소리에는 고막긴장근도 반응하게 된다(그림 1-9).

3) 내이의 기능

중이로부터의 기계적 에너지를 전기신호로 전환하여 안뜰달팽이신경 또는 뇌로 전달하는 역할을 한다. 등자뼈에 의해 타원창이 움직이면 내이의 바깥림프액에 전달된 음파는 바닥막을 진동시켜 이로 인해 코르티기관의 털세포가 자극이 되고 이 자극이 안뜰달팽이신경을 거쳐 청각중추에 전달된다.

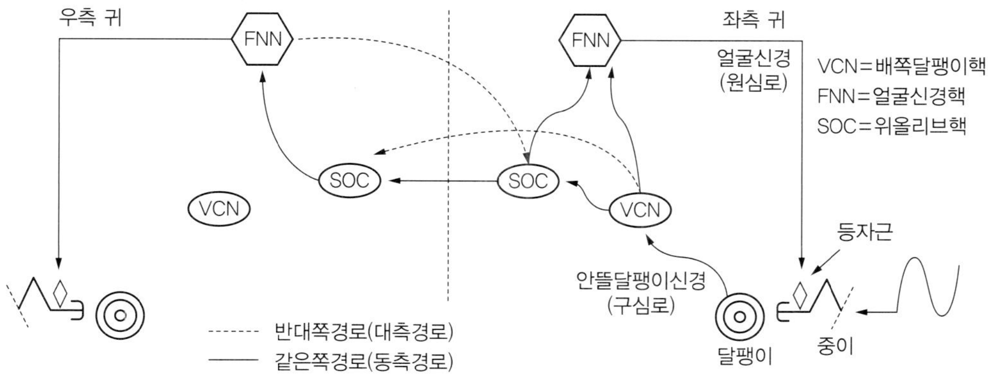

그림 1-9. 이내근반사 경로

(1) 바닥막

소리 자극에 의해 발생된 바닥막 진동이 털세포를 자극한다. 또 물리적 특성상 소리의 주파수 성분을 구분하는 기능도 있다. 바닥막의 바닥은 좁고 딱딱하며 꼭대기로 갈수록 넓어지고 부드러워지는 특성을 가져 바닥막의 운동을 진행파 형태로 발생시킨다. 진행파가 바닥에서 꼭대기로 이동할 때 주파수 별로 최대 진동패턴을 보이는 바닥막상의 위치가 변하게 되어 고음은 바닥막의 바닥을, 저주파수의 음은 바닥막의 꼭대기를 잘 진동시키게 된다.

(2) 털세포(Hair cell)

바닥막 진동으로 전달된 소리 신호를 신경전기 신호로 변환하는 역할을 한다. 외부의 소리자극에 의해 털세포들이 털세포의 고정섬모 중 큰 고정섬모 쪽으로 이동하면 흥분성 자극이 일어나며, 칼륨이온(K^+)이 세포 내로 유입되고 축적되어 털세포의 탈분극(depolarization)을 유도한다. 이 기계적 에너지가 신경활동전위로 변화되는 과정에서 칼슘이온(Ca^{2+})이 유입되면 털세포와 연접(시냅스) 근처에서 글루탐산염(glutamate)과 같은 신경전달물질이 방출되고 연접후전위(postsynaptic potential)를 일으키며 활동전위들을 대뇌로 전달하여 소리로 인식하게 된다(그림 1-10). 바깥털세포의 탈분극 현상은 세포 자체를 수축시켜 바닥막의 진동을 촉진한다. 이것을 능동적 과정(active process)이라 하며 이러한 진동이 외이도 부근에서 소리압의 형태로 감지되는 것이 귀음향방사(otoacoustic emission)이다.

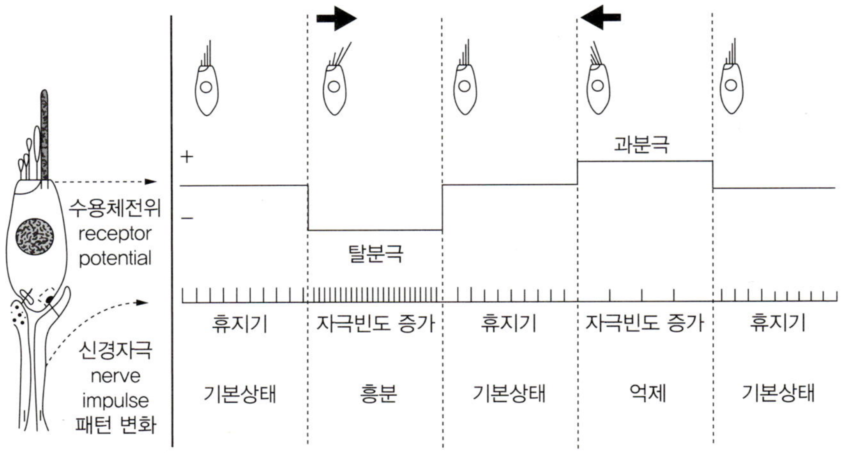

그림 1-10. 기계적 에너지가 신경활동전위로 변화되는 과정

4. 안뜰기관의 구조와 기능

1) 말초안뜰계단의 해부생리

머리의 움직임에 따라서 활성화되는 내이의 안뜰기관(그림 1-11)에는 안뜰(vestibule)[둥근주머니(saccule), 타원주머니(utricle)]과 서로 수직으로 위치하는 3개의 반고리뼈관(semicircular canal)[가쪽, 앞, 뒤(외측, 전, 후)]이 존재하는데, 그 내부에는 속림프와 감각 털세포가 존재한다. 안뜰은 중력 등의 직선 운동과 신체 및 머리의 위치를 감지하고, 반고리뼈관은 회전 운동을 감지한다. 안뜰기관의 정보는 털세포에서 나오는 안뜰신경(vestibular nerve)을 거쳐서 내이도를 통해 뇌줄기의 안뜰신경핵(vestibular nucleus)으로 전해진다(그림 1-11A).

(1) 반고리뼈관(Semicircular canals)

반고리뼈관은 이름 그대로 반고리 형태의 관이며, 인체가 얼마나 회전하는지를 감지하는 평형기관이다. 위치에 따라서 앞반고리뼈관, 가쪽반고리뼈관, 뒤반고리뼈관으로 이루어져 있다. 각 반고리뼈관은 서로 직각으로 삼차원 공간의 세 평면 위에 위치하고 있는데, 가쪽반고리뼈관은 수평면에서 30° 상방에 위치하며, 이 방향의 수평 운동을 감지하고, 앞반고리뼈관과 뒤반고리뼈관은 동일평면 내에 서로 90° 각도로 위치하며, 이 방향의 수직 운동을 감지한다. 각각의 반고리뼈관과 안뜰이 만나는 부위인 한쪽 끝에 팽대된 부위가 있는데, 이를 팽대(ampulla)라 하고, 이 팽대부에는 감각상피세포인 털세포가 분포하고 있다. 반고리뼈관에는 속림프로 차 있고, 몸의 회전에 따른 속림프의 움직임이 털세포를 자극하게 된다. 귀 양쪽의 반고리뼈관은 서로 쌍을 이루며 모든 방향의 회전성 운동을 감지할 수 있다(그림 1-11B).

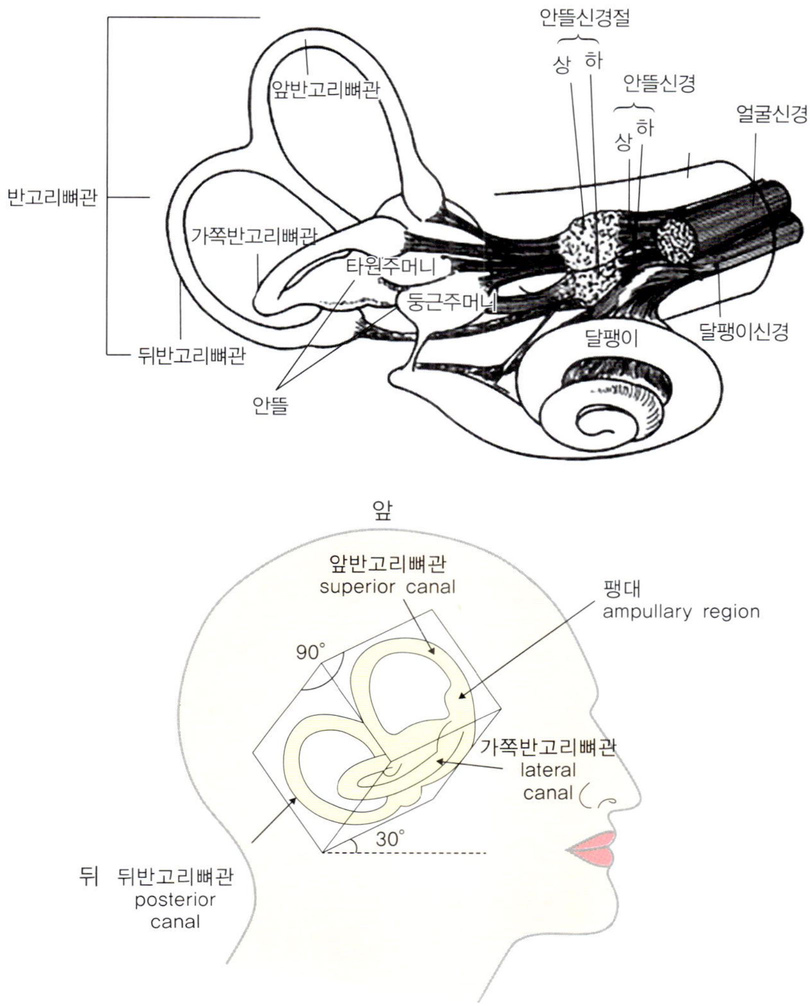

그림 1-11. A. 내이의 구조 B. 반고리뼈관의 위치

(2) 안뜰(Vestibule)

안뜰은 달팽이와 반고리뼈관 사이에 위치하며, 둥근주머니와 타원주머니로 이루어져 있다. 둥근주머니는 작은 타원형의 납작한 형태로 세로로 서 있는 구조이고 달팽이와 가깝게 분지하고 있다. 타원주머니는 불규칙한 타원형으로 둥근주머니 상부의 수평면상에 위치하며 반고리뼈관과 접해 있다. 이 안뜰에는 털세포가 모여 있는 평형반(macula)이 존재하고, 이곳에 탄산칼슘($CaCO_3$) 결정체인 이석(otolith)이 놓여 있다. 머리를 기울이거나 몸을 움직이면 이석(otolith)이 기울어져서 안뜰신경을 통해 소뇌로 전달되고 수직 및 수평의 위치감각을 감지할 수 있다.

(3) 안뜰신경(Vestibular nerve)

안뜰신경절은 약 20,000개의 신경섬유들로 이루어져 있으며, 신경절세포들은 위안뜰신경과 아래안뜰신경으로 나눌 수 있다. 위안뜰신경은 앞반고리뼈관, 가쪽반고리뼈관, 타원주머니 및 둥근 주머니 일부에 분포하며, 주로 굵은 신경섬유들로 구성되어 있다.

아래안뜰신경은 뒤반고리뼈관과 둥근주머니 대부분에 분포하며, 주로 가는 신경섬유들로 구성되어 있다. 신경섬유들은 반고리뼈관에 비해 타원주머니에 많이 분포하고 있으며, 안뜰신경절에서 앞반고리뼈관과 가쪽반고리뼈관의 신경섬유는 상부에, 안뜰의 신경섬유는 중앙부에, 뒤반고리뼈관의 신경섬유는 하부에 주행하고 있다.

2) 중추안뜰계단의 해부생리

중추안뜰계단는 뇌줄기(뇌간, brain stem)에 위치하는 안뜰신경핵(vestibular nucleus)을 말하며, 안뜰기관으로부터 안뜰신경절을 거친 구심성 신경섬유들이 모이는 장소이다. 내이에서부터 안뜰신경을 따라 숨뇌(연수, medulla)의 안뜰신경핵에 도달하면 안쪽세로다발(medial longitudinal fasciculus, MLF)을 통하여 눈운동과 관련된 신경핵들과 연결된다. 이러한 경로는 시상(thalamus)을 거쳐 대뇌겉질로 전달된다.

안뜰신경핵을 중심으로 이루어지는 경로에는 안뜰눈반사(vestibuloocular reflex, VOR)와 안뜰척수반사(vestibulospinal reflex, VSR)가 있으며, 이러한 중추안뜰계단는 머리와 몸의 움직임에 대한 정보를 수용하여 머리, 눈 및 몸의 위치를 지배하는 운동신경을 조절하는 역할을 한다.

(1) 안뜰눈반사계의 해부생리

안뜰 신경핵은 눈바깥근육(외안근)을 지배하는 눈돌림(동안, III 뇌신경), 도르래(활차, IV 뇌신경) 및 갓돌림(외전, VI 뇌신경) 신경핵을 거치는 안뜰눈반사계를 형성한다. 이 반사계는 좌우대칭으로 분포하고 있는데, 이들 양쪽의 활동수준이 동일하면 눈은 정지하고 있지만, 한쪽의 안뜰기관이 흥분되거나 혹은 억제되어 행동수준에서 좌우차이가 생길 경우 눈은 반사적으로 움직이게 된다.

눈을 움직이는 눈바깥근육을 지배하는 신경에는 눈돌림신경, 도르래신경, 갓돌림신경이 있다. 이 3개의 신경들이 각각 지배하는 근육은 눈돌림신경은 상직근(위곧은근), 안쪽곧은근, 아래곧은근, 아래빗근이고, 도르래신경은 위빗근이며, 갓돌림신경은 가쪽곧은근으로 총 6개의 근육과 눈돌림신경에 의해 눈꺼풀을 들어 올리는 작용을 하는 근육인 눈꺼풀올림근(안검거근)으로 구성된다(그림 1-12).

안뜰신경핵은 숨뇌와 다리뇌의 인접부와 넷째뇌실 바닥에 위치하고 있으며, 수많은 들신경과 날신경들이 존재하는 복잡한 신경핵 집단으로서 뇌줄기와 척수로 연결된다.

안뜰신경핵은 위안뜰신경핵(superior vestibular nucleus), 안쪽안뜰신경핵(medial VN), 가쪽안뜰신경핵(lateral VN) 및 척수안뜰신경핵(spinal VN)인 좌우로 각각 4개의 핵으로 구성되어 있다.

안뜰계단는 평형감각과 몸의 자세에 대한 정보를 제공하며, 내이의 반고리뼈관과 안뜰에서 시작되는 안뜰계단는 안뜰신경을 따라 숨뇌(연수)에 있는 안뜰신경핵에 도달하고 여러 안쪽세로다발(medial longitudinal fasciculus, MLF)을 통하여 눈운동과 관련된 눈돌림신경핵과 연결된다(그림 1-13).

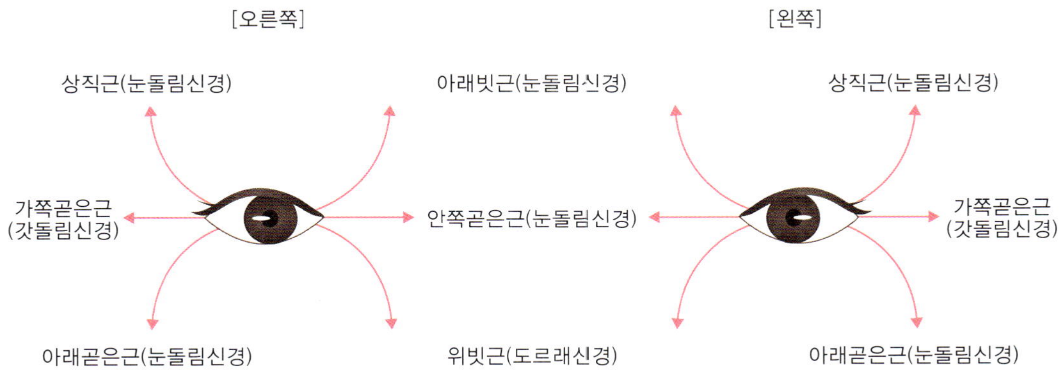

그림 1-12. 눈바깥근육이 의한 눈운동

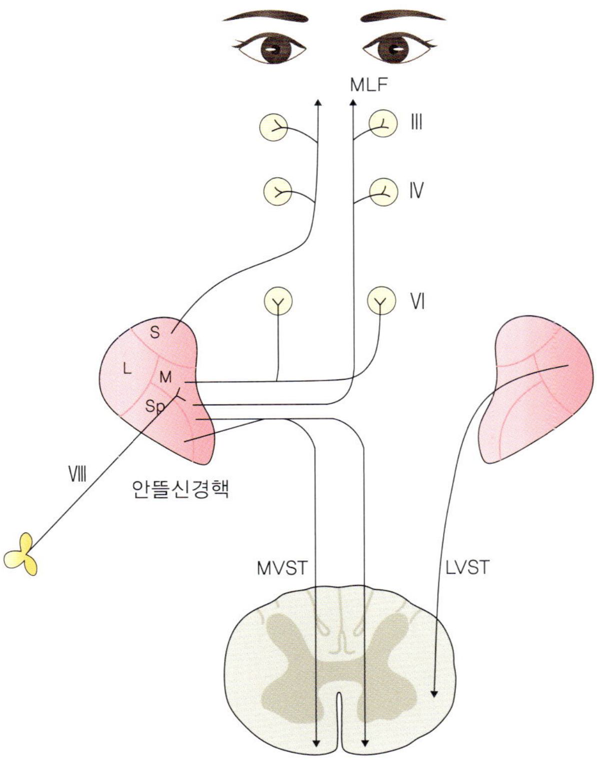

그림 1-13. 수평눈운동의 신경경로

머리가 움직이는 동안에 시선을 일정하게 고정하기 위해서는 주변 환경의 움직임에 대한 인식이 필요한데, 정보를 인식하는 경로에는 망막에서 물체의 상이 이동하는 시각정보계로부터 머리운동의 속도를 알거나, 목 또는 인체의 몸감각계를 통해서도 머리 움직임의 속도를 감지할 수 있다. 하지만 이러한 감각기관들에 의한 정보인식은 잠복기가 느리고 비효율적인 반면, 안뜰계단의 털세포에 의한 머리 운동 속도의 인식은 직접적이며 빠르고 효과적으로 안뜰눈반사(vestibuloocular reflex, VOR)를 유도할 수 있다. 우리가 길을 걸으면서도 주변에 고정되어 있는 사물들을 인식하고 시선을 일정하게 유지할 수 있는 이유는 안뜰계단에 의한 안뜰눈반사가 작동하기 때문이다. 예를 들어 안뜰눈반사에서 수평성 안진(눈떨림)의 발생 기전은 다음과 같이 설명할 수 있다. 한 쪽의 가쪽반고리뼈관은 같은 쪽으로 향하는 머리의 수평회전 운동에 의해서 흥분된다. 이 정보는 안뜰신경을 거쳐서 가쪽안뜰신경핵으로 전달된다(그림 1-14).

안쪽안뜰신경핵에는 흥분성 및 억제성 뉴런이 존재하는데, 그중 흥분성 뉴런은 반대쪽의 갓돌림신경핵으로 투사된다. 갓돌림신경핵에는 눈의 가쪽곧은근을 지배하는 운동뉴런과 반대쪽에 있는 안쪽세로다발을 거쳐서 안쪽곧은근을 지배하는 눈돌림신경핵으로 투사되는 개재뉴런이 있기 때문에 가쪽반고리뼈관의 흥분정보는 이러한 안뜰계단을 통하여 반대쪽의 가쪽곧은근과 같은쪽의 안쪽곧은근에 전달된다. 그러나 억제정보는 이것과는 반대로 같은 쪽의 가쪽곧은근과 반대쪽의 안쪽곧은근으로 전달된다. 만약, 머리 부분이 왼쪽으로 수평 회전하여 왼쪽의 반고리뼈관이 흥분하면 오른쪽의 가쪽곧은근과 왼쪽의 안쪽곧은근이 흥분하게 되고, 반대로 왼쪽의 가쪽곧은근과 오른쪽의 안쪽곧은근이 억제되어 양쪽 눈은 모두 오른쪽으로 치우치게 된다. 즉, 머리가 회전한 만큼 눈이 회전 방향의 반대쪽으로 편위(치우침)하게 된다. 이것이 안뜰눈돌림반사(전정동안반사)이다. 특히 움직이면서 한 점으로 시선을 고정시킬 수 있는 것은 이 반사기구가 존재하기 때문이다.

안뜰신경핵으로부터 눈돌림신경핵에 전달되는 신경회로는 안뜰눈반사뿐만 아니라 자발눈운동의 최종출력계로도 작용한다. 즉, 천천히 표적을 추적하는 활동성 눈운동이란 시각경로인 안뜰눈돌림반사계

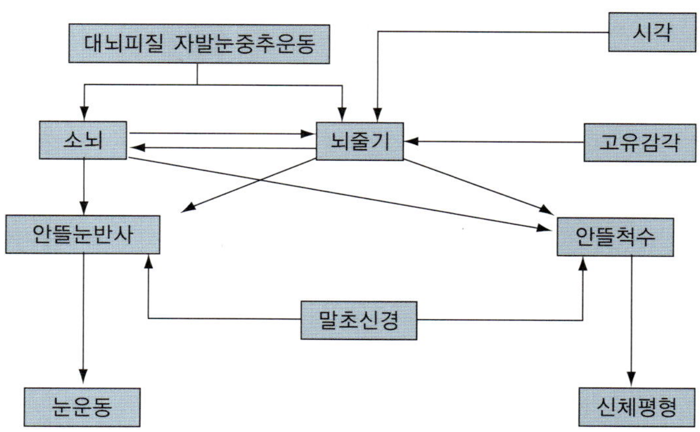

그림 1-14. 눈운동에 의한 신체 평형중추 제어

가 소뇌의 조절을 받아 초점을 공간적으로 멀리 떨어진 위치로 재빠르게 이동시키는 운동을 말한다.

신속운동(saccade)에는 소뇌의 조절을 받고 있는 안뜰눈돌림반사계가 중요한 역할을 하며, 자발운동(수의운동)은 아니지만 시각 정보입력에 의해 생기는 안진인 눈운동성안진(optokinetic nystagmus) 발생에도 관여한다. 다시 말해서 뇌줄기, 소뇌 등의 중추성 질환에 의해서도 안진을 포함한 눈운동의 이상이 발생할 수 있다.

(2) 안뜰척수로계의 해부생리

몸의 기울기를 인식하는 방법에는 시각계를 통하여 주변 환경의 움직임을 인지하는 방법과 머리 움직임에 의해서 인지되는 위치변화를 감지하는 방법이 있다. 안뜰계단의 반사는 잠복기가 10~15 msec로 짧으며 인체에서 가장 빠른 반사의 하나이다. 시각계 및 몸감각계 반응보다 훨씬 빠르기 때문에 안뜰신경핵으로부터 척수로 보내지는 신호들은 자세 평형을 유지하는 데 중요한 역할을 담당한다.

안뜰척수로계는 가쪽안뜰척수로계(lateral vestibulospinal tract, LVST)와 안쪽안뜰척수로계(medial vestibulospinal tract, MVST)가 있으며, 이러한 경로를 통하여 폄근(신근)과 굽힘근(굴근)을 조절하고 머리와 몸의 자세 평형 유지에 관여한다. 가쪽 안뜰척수로는 대부분 가쪽안뜰신경핵에서 분지되며, 같은 쪽 척수로 신호를 출력하여 가슴(흉부), 골수로 투사된다.

가쪽안뜰척수로는 척수의 앞쪽섬유단(전삭)을 경유하고 중간신경세포를 거쳐 척수앞뿔의 α 및 γ 운동신경세포로 가며, 여러 근육을 조절하여 자세를 조절하는 역할을 한다. 이 경로는 아세틸콜린과 글루타메이트 등의 흥분성 신경전달물질을 분비하여 기립에 필요한 몸통, 다리의 폄근을 지배하는 운동신경세포를 흥분시키고, 이것과 대항적 작용을 하는 굽힘근을 지배하는 운동신경세포를 억제함으로써 중력에 저항하여 선 자세를 유지하도록 하는 데 관여한다.

즉, 한쪽의 말초안뜰계단이 장애를 받으면 장애가 있는 가쪽안뜰척수로의 기능장애가 유발되고, 그 결과 폄근의 근긴장이 저하되는데 이런 근긴장 저하가 신체의 장애로 전도되는 경향이 있다. 장애가 심한 경우 기립이 불가능해진다.

안쪽안뜰척수로는 목(경부)근육의 지배에 관여한다. 사람이 앞으로 넘어지는 경우 안뜰의 둥근주머니 및 타원주머니로부터 머리 위치 변화에 따른 중력에 대한 수직 및 수평 신호를 받게 되고, 반고리뼈관으로부터 회전 신호를 받게 된다. 이러한 정보를 종합하여 안뜰신경핵으로 투사되면 척수의 안쪽세로다발을 경유하여 척수고유신경세포(propriospinal neuron)와 목의 폄근 및 굽힘근을 지배하는 운동신경세포 분지로 출력되어 같은 쪽 또는 반대쪽의 숨뇌를 하강한 후 목척수(경수)로 전달되어 머리를 안정시키는 안뜰목반사에 관여한다. 그 결과 목은 위로 향하게 되어 앞으로 넘어지는 것을 방지할 수 있다.

안쪽안뜰척수로의 일부는 가쪽안뜰신경핵이 관여하지만, 대부분은 안쪽 안뜰신경핵에서 분지되며, 소뇌, 감각계 및 안뜰기관으로부터 정보를 받는다. 안쪽안뜰척수로는 안뜰동안계와 동일한 정보를 목

척수로 전달하고, 여기에 위치한 여러 가지 정강근(경골근)을 통제하는 운동신경세포를 지배함으로써 눈운동 후에 수반되는 목의 운동을 조절한다. 즉, 수평안뜰동안계는 양쪽 눈이 더욱더 편위한 직후에 목이 같은 방향으로 보정되도록 회전하거나 눈의 편위를 해소하여 중앙의 지표를 파악하게 한다. 이것을 안뜰경반사라 한다. 이 경로는 수평뿐만 아니라 앞 · 뒤 반고리뼈관에도 존재하기 때문에 어느 방향으로 편위되든지 머리 움직임이 조절된다. 또한 이러한 가쪽 및 안쪽 안뜰척수로는 소뇌, 뇌줄기로부터 중추성 억제를 받게 되고(그림 1-15), 중추질환의 경우에도 안뜰척수로가 관여하여 신체 평형의 이상이 초래된다.

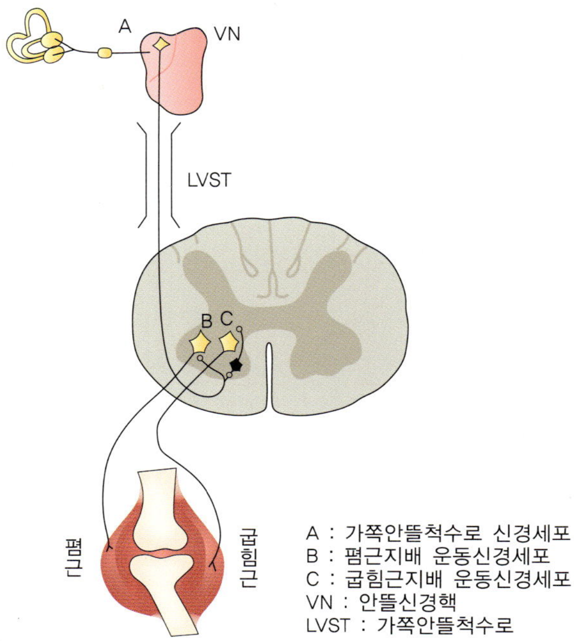

그림 1-15. 가쪽안뜰척수로

5. 소리의 물리적 작용 및 특성

1) 소리의 물리적 특성

소리는 빛, 고체, 액체, 기체를 포함한 여러 종류 물체의 움직임인 진동에 의해 발생한다. 즉, 음원(sound source)으로부터 방사되는 압력파(pressure wave)가 매질(medium) 내에서 전달되는 것이라 정의할 수 있고, 이러한 소리가 일으키는 파동을 음파(sound wave)라 한다.

매질의 입자들이 진동하는 과정에서 이들이 주변의 밀도보다 높아지는 과정과 낮아지는 과정이 발생하면서 파형(waveform)을 만드는데 이를 각각 압축(compression)과 희박(rarefaction)이라 한다.

소리가 만들어 내는 파동을 음파라고 하는데, 소리가 어떤 것인가에 따라 일으키는 파동의 모양이 모두 다르다. 음파는 사인 곡선(sine wave)의 형태를 보이는 단순파(simple wave)와 말소리를 포함하여 우리 일상에서 들을 수 있는 복잡한 형태를 가진 복합파(complex wave)로 나누어 볼 수 있다.

복합파는 여러 개의 사인 곡선이 합쳐진 형태로 주기성을 갖는 주기파(periodic wave)와 비주기파(aperiodic wave)로 분류할 수 있다. 음파를 이해하기 위해 단순파의 구성요소인 주파수(frequency), 파장(wavelength), 위상(phase), 진폭(amplitude)에 대해 살펴보도록 하겠다(그림 1-16).

(1) 주파수(Frequency)

주파수란 공기 입자의 진동, 즉 압축과 희박을 겪는 속도를 말하는 것으로서 주기파에서 반복적으로 관찰되는 한 단위의 패턴이 일정한 시간 내에 얼마나 반복되는지를 나타낸다. 즉, 진동 또는 사인 곡선이 1초 동안에 몇 번 완전한 운동을 하였는지를 나타내는 수치이다. 주파수의 단위는 hertz (Hz) 또는 cycle per second (cps)를 쓴다. 따라서 1 Hz란 1초에서 반복적으로 관찰되는 한 단위의 패턴이 1번 있음을 의미한다.

주기(period)는 시간의 개념으로 하나의 완전한 진동을 완성시키는데 걸리는 시간을 의미한다. 예를 들어 1초에 두 번 왕복한 경우 주파수는 2 Hz, 주기는 1/2초가 된다. 주파수와 주기는 반비례 관계에 있다.

주기(period) = 1/주파수(frequency)

(2) 파장(Wavelength)

파장과 주기는 비슷한 개념으로 볼 수 있는데 주기가 한 단위 진동의 시간적 개념이라면 파장은 거리 또는 길이의 개념으로써 하나의 진동에서 한 점으로부터 다음 진동에서의 동일한 지점까지의 거리를 의미한다(그림 1-16). 다음은 파장을 결정하는 공식이다.

w = v/f (w : waveform, v : velocity, f : frequency)

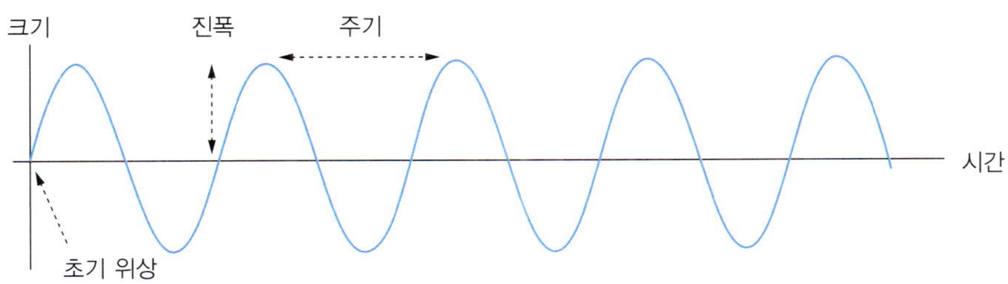

그림 1-16. 단순파의 예

(3) 위상(Phase)

위상이란 반복되는 파형의 한 주기에서 첫 시작점을 나타내는 것으로, 시작하는 위상을 각도(degree of angle)로 표시한다. 사인 곡선 간의 시작점 차이를 위상차(phase difference)라 한다. 진동의 시작점이 정지한 상태의 중간점에서 시작하게 되면 이를 0도 제로 위상, 사인곡선의 첫 꼭지점은 90도의 위상을, 중간지점은 180도의 위상을, 그리고 하나의 사인 곡선이 완성된 지점은 360도의 위상을 나타내는 지점이 된다.

(4) 진폭(Amplitude)

진폭은 진동이 있을 때 물체가 이동하게 되는 정도를 나타내는 것으로 소리에서 진폭이라 함은 소리압(음압, sound pressure)을 의미하는데, 이는 공기분자가 진동에 의해 인접 공기분자를 미는 힘을 의미한다. 그래프로 표현되는 파형에서는 그 파의 높이를 나타낸다. 진폭이 크다는 것은 강도가 크다는 것을 의미하며 그 파형의 최대 진폭(maximum amplitude)은 그래프 y 축의 최대값으로 표시되며, 정점 간 진폭(peak–to–peak amplitude)은 최대값과 최소값의 차이를 의미한다.

2) 소리의 크기

소리는 물리적 에너지이므로 소리의 크기 또한 에너지로 측정된다.

소리에서 진폭이라 함은 소리압(음압, sound pressure)을 의미한다. 공기분자가 진동에 의해 인접 공기분자를 미는 힘을 말하며 측정단위는 Pa(파스칼, pascal)이다. 이러한 소리압이 전파 방향으로 전달되는 힘을 파형의 강도(intensity)라고 하고 Watt/m^2 강도의 단위를 사용하며, 소리압의 제곱에 비례하는 관계를 가진다. 이는 모두 소리의 절대적인 힘을 나타내는 단위이다.

하지만 소리의 크기를 비교할 때는 기준으로 하는 소리보다 얼마나 큰지 작은지가 더 중요하다. 예를 들면 'A는 B보다 100배 크다.'라고 표현하여 음의 크기를 측정할 때도 이러한 "~배"를 쓸 수 있지만, 우리가 듣는 소리의 크기 범위는 상당히 넓기 때문에 그 범위를 압축시킨 단위를 쓰게 된다. 즉, dB(데시벨, decibel)이라는 단위를 사용하며 dB이란 근본적으로 "배"와 비슷한 개념이다. dB은 인간의 청각기관이 음의 강도를 감지하는 방식에 대해 연구하여 산출된 단위로 기준소리압과의 비를 대수(로그)값으로 변환한 것이다.

(1) dB SPL(Sound pressure level)

소리압은 정해진 표면적에 작용하는 힘으로 나타내는데 이 방식으로 측정된 값은 압력으로 표현되며, 0.0002 dynes/cm^2(=20 μPa)에 대한 dB값으로 표현된다. 강도의 기준이 되는 가장 일반적인 값은 인간이 느끼는 가장 작은 크기의 소리압으로, 절대가청문턱값(절대가청역치, absolute sound threshold)를 의미한다.

이 절대가청문턱값을 기준으로 한 단위가 바로 dB SPL이며 어떠한 소리의 강도가 dB SPL로 표시되어 있다면 절대가청문턱값을 기준으로 하였다는 것을 의미한다.

dB SPL = 20 log(P/P0) [P: 측정소리압, P0: 기준소리압]
= 20 μPa

예를 들면 측정 소리가 0 dB SPL이라면 내가 측정한 소리의 강도가 절대가청문턱값과 같은 것을 의미하고, 10 dB SPL이라면 우리 귀가 들을 수 있는 강도의 10배를, 20 dB SPL이라면 우리 귀가 들을 수 있는 강도의 10^2배, 즉 100배를 의미한다. 이 값은 소리압의 절대치를 표현한 단위로 객관적인 소리압의 크기를 나타낸다.

(2) dB HL (Hearing level)

정상 젊은이들이 들을 수 있는 가장 작은 소리가 평균 문턱값(역치)의 기준이 된다. 각 주파수에서 가청문턱값의 평균치로 dB SPL 단위를 사용하여 구한 단위로 각 주파수에서 0 dB HL을 청력측정영점(audiometric zero)이라 한다. 보통 청력검사에서 측정된 문턱값(hearing level)이 바로 난청(청력손실, hearing loss)이 되어 청력 손상 정도를 쉽게 알 수 있다.

대부분 청력검사 기기는 국제적으로 통일된 수치를 사용하여 보정하게 된다(표 1-1). 즉, 1,000 Hz에서 6.5 dB SPL의 소리 크기는 청력검사기에서는 0 dB HL로 표기된다. 이렇게 각 주파수의 0 dB HL에 해당하는 dB SPL 수치를 기준등가문턱값 소리압수준(기준등가역치음압수준, reference equivalent threshold sound pressure levels, RETSPLs)라고 한다.

표 1-1. 각 주파수에서 청력측정영점 dB HL을 위한 dB SPL의 수치

주파수(Hz)	dB SPL
125	45.5
250	24.5
500	11.0
1,000	6.5
1,500	6.5
2,000	8.5
3,000	7.5
4,000	9.0
6,000	8.0
8,000	9.5

(3) dB SL (Sensation level)

청력검사를 할 때 각 개인의 문턱값(역치)을 기준으로 하여 측정된 소리압이다. 예를 들어 피검자의 1,000 Hz에서 40 dB HL의 청력문턱값(청력역치)을 가지고 있을 때 1,000 Hz 60 dB HL의 소리 자극은 피검자에게 20 dB SL[60 dB HL－threshold(40 dB HL)]이 된다.

3) 주관적 소리의 크기와 음조

(1) 음량(Loudness)

소리압의 진폭이 커지면 소리가 크게 들리지만 이들 사이의 관계는 정비례하지 않으며 물리적 소리압이 같더라도 주파수가 다르면 주관적 소리의 크기(음량, loudness)는 각자 다르게 느껴진다.

음량을 정량화한 단위는 폰(phon)과 손(sone)이다. 폰은 1,000 Hz에서의 소리압을 기준으로 하여 같은 크기로 들리는 점들을 연결한 것이다. 주파수별로 주관적으로 같은 크기를 가지고 있는 물리적 단위를 따라서 곡선을 그릴 수 있는데 이를 동량음량곡선이라 한다. 폰은 실제로 몇 배 크게 들리는가 하는 경우처럼 음향 환경에 대하여 쉽게 정량화하는데 사용하기 어려워 이를 위해 만든 것이 손(sone)이다. 손(sone)은 1,000 Hz의 주파수를 주었을 때의 음량을 비교할 때 사용한다. 1 sone은 1,000 Hz, 40 dB SL 소리를 지각하는 소리의 크기를 말한다. 피검자가 1 sone과 비교하여 주관적 소리의 크기가 반으로 감소하면 0.5 sone이 되고, 1 sone보다 두 배의 크기로 지각하면 2 sone이 된다.

(2) 음조(Pitch)

음조는 주관적인 음의 고저를 나타내는 용어이다. 주파수와 관련된 것으로 인간의 가청영역 안에서 진동하는 주파수가 높아지면 음조도 높아진다.

음조는 멜 척도(mel scale)를 이용하여 주관적으로 평가할 수 있다. 1,000 멜(mel)은 순음 1,000 Hz, 40 dB SL을 들었을 때의 소리 높이를 나타내며 주관적인 소리 높이가 2배가 되면 2,000 멜(mel), 높이가 반으로 감소하면 500 멜(mel)로 표시한다. 이러한 주관적인 단위는 개인마다 다를 수밖에 없어 개개인의 평가로는 사용할 수 있지만 보편적으로 사용하지는 않는다.

청각 및 평형기능검사학 실습보고서

학교명:　　　　　　　　　　학번:　　　　　　　　　　이름:

청각 및 평형기능검사학 실습보고서

학교명: 학번: 이름:

Section

02 기본 청각검사

학습목표
1. 청각검사 종류의 특징을 설명할 수 있다(A).
2. 청각검사를 수행할 수 있다(A).

청각 검사법은 다양한 귀 질환을 진단하고 치료 방향과 치료 효과를 판정하는 기초가 되는 중요한 검사법이다. 종류로는 순음청력검사, 점증(보충)현상, 청각피로검사 및 자기청력검사가 있다. 이 중 순음청력검사는 청각검사 중 가장 기본적인 방법으로서 난청의 정도를 측정하고 경우에 따라서 난청의 유발 원인과 기전을 추정할 수 있으며 종류로는 소리가 전달되는 두 가지 경로에 따라 기도음과 골도음을 측정하는 청력검사가 있다.

청력도(Audiogram)는 순음청력검사에서 측정한 청력문턱값(청력문턱값)를 기록한 그래프를 말하는데, 이것의 가로축(X)은 측정 주파수, 세로축(Y)은 청력수준(dB)을 나타낸 것이다. 공기전도(기도, 우: ○-△, 좌: ×-□)와 뼈전도(골도, 우: <-[, 좌: >-])문턱값을 동시에 기록하며 오른쪽을 적색, 왼쪽을 청색으로 표시하고 그 외의 기록은 검정색으로 표기한다. 청력문턱값(hearing threshold)란 정상 청력을 갖는 성인이 겨우 들을 수 있는 정도의 소리압을 말하며 주파수별 청력문턱값은 피검자가 3회 중 2회를 들을 수 있는 해당 주파수의 최소음 강도를 말한다. 검사 중 차폐(masking)를 하였을 경우 그 크기를 기록해 둔다(그림 2-1).

1. 순음청력(Pure tone audiometry)검사

우리의 일상생활에서 듣게 되는 언어, 즉 자연음들은 주파수가 다른 여러 음들이 복잡하게 섞여 있는 복합음인데 순음청력검사에 사용하는 '순음'은 일정한 주파수로 구성된 음을 말한다. 순음청력검사는 이러한 순음을 전기적으로 발생시켜 주파수별로 가청문턱값를 측정하여 난청의 정도를 정량적으로 평가하는 검사법이다(그림 2-2).

이 검사에 이용하는 청력계(audiometer)는 수화기에서 발생하는 소리의 크기와 주파수를 지정할 수 있도록 만들어져 있다(그림 2-3). 각 주파수는 모든 정상 청력자가 집중해서 귀로 들을 수 있는 최소한의 음강도가 평균 0 dB이 되도록 조정되어 있는데, 여기서 dB(데시벨)은 음의 강도를 표현하는 단위이다. 10 dB은 정상인의 최소 가청영역(0 dB)의 10배의 에너지를 가진 음이며, 20 dB은 100배, 30 dB은 1,000배의 에너지를 가진 음이다. 음의 강도는 청력수준(hearing level, HL)인 dB HL로도 표시한다.

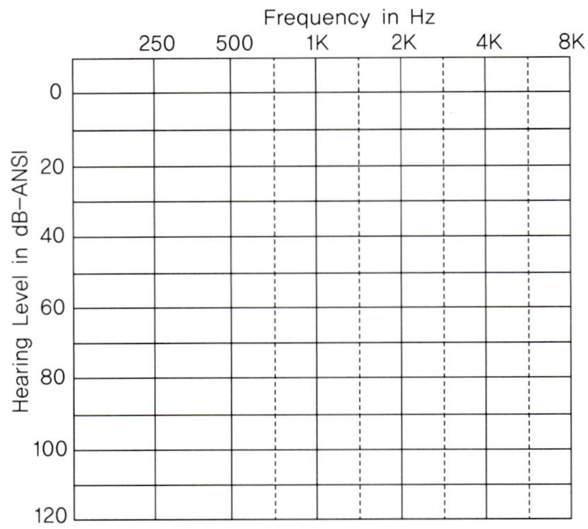

A. 청력도

구분	Symbols 우측	양측	좌측
비차폐			
기도	○		×
골도	<		>
차폐			
기도	△		□
골도	[		]
무반응	↙		↘
보청기 비착용(스피커)		S	
보청기 착용(스피커)		A	
무반응		↓	

B. 청력도 표시법

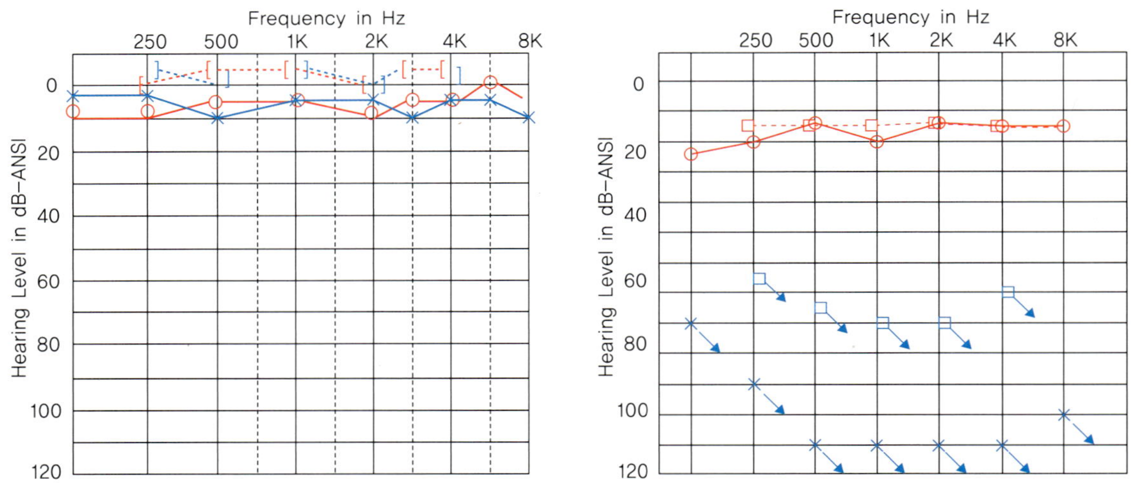

C. 정상 청력도 D. 비정상 청력도

ANSI : American National Standards Institute(미국국립표준협회)

그림 2-1. 청력도 기록법

A : 청력도의 가로축(X) 측정 주파수(Frequency, Hertz), 세로축(Y) 강도(decibel in hearing level, dB HL)
B : 공기전도(기도, 우 : ○-△, 좌 : ×-□) 실선으로 연결
뼈전도(골도, 우 : <-[, 좌 : >-]) 점선으로 연결 또는 연결하지 않아도 됨
C : 정상 청력도로 정상범위 안에 기록됨
D : 좌측 전농인 경우 측정 불능(scale out)으로 화살표로 표시하며, 이는 선으로 연결하지 않음

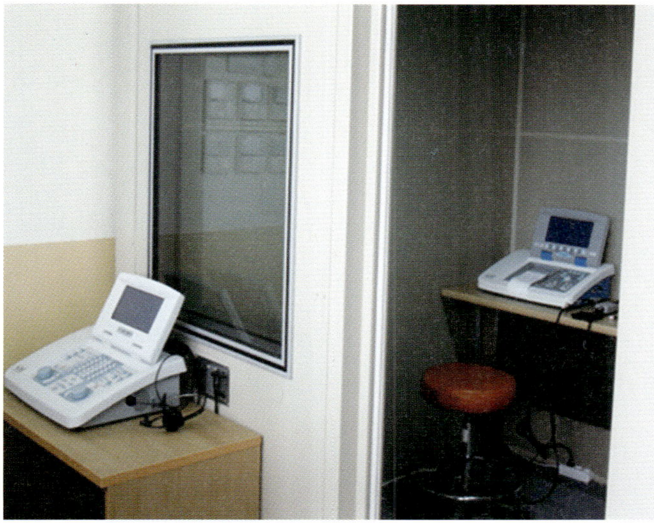

그림 2-2. 청력검사실

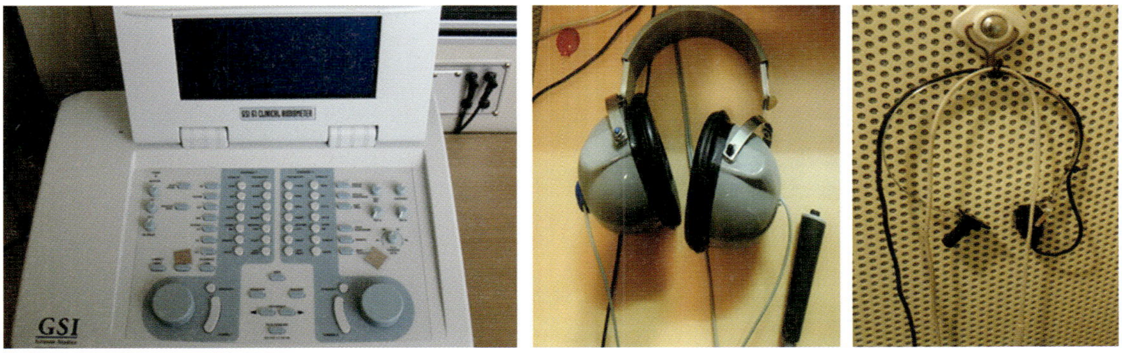

그림 2-3. 청력계, 헤드폰 및 뼈전도(골도) 단자

(1) 공기전도청력검사(기도청력검사, Air conduction test)

공기전도청력검사(기도청력검사)는 검사음을 외이도, 고막 및 중이에 있는 이소골 연결고리인 전음계를 통하여 듣게 하는 검사법이다(그림 2-4).

검사의 시작은 보통 잘 들리는 귀를 먼저 측정하고, 양측이 같을 때는 오른쪽을 먼저 측정한다.

주파수별 검사 순서는 1,000 Hz부터 시작하여 2,000 Hz, 4,000 Hz, 8,000 Hz의 순으로 고음역을 검사하고, 다시 1,000 Hz의 음을 검사한 후 500 Hz, 250 Hz, 125 Hz 저음역을 검사한다.

1,000 Hz는 비교적 듣기 쉬운 음으로 두 번 검사한 문턱값의 차이가 10 dB 이상이 되면 재검사가 필요하며 5 dB의 차이가 있으면 높은 값을 문턱값로 한다. 만약 옥타브 간의 청력문턱값이 20 dB 이상 차이가 난다면 반 옥타브(1/2 옥타브)인 750 Hz, 1,500 Hz, 3,000 Hz, 6,000 Hz에서도 검사를 시행하여 손실의 형태를 확인한다. 청력문턱값은 같은 강도의 음을 통상 3번 들려주어 피검자가 2번 들린다고 응답하는 때의 음의 강도를 그 주파수의 문턱값으로 결정한다.

자극음의 강도를 측정하는 데에는 상승법, 하강법 그리고 수정상승법이 주로 사용된다. 상승법은 청력검사 시 들리지 않는 약한 강도에서 시작하여 강도를 점차 증가시키면서 처음 소리를 탐지한 dB을 문턱값으로 정하는 방법으로, 신뢰도는 증가하지만 시간이 오래 걸리는 단점이 있다. 하강법은 충분히 들을 수 있는 강한 소리에서부터 점차 강도를 감소시켜 대상자가 못 듣게 된 소리 크기보다 한 단계 큰 소리를 문턱값으로 정하는 방법으로, 신속하지만 신뢰도가 감소하는 단점이 있다. 따라서 임상에서는 두 가지 혼합된 수정상승법이 널리 사용되고 있다. 혼합법이라고 명명하기도 하는 수정상승법은 주파수마다 약 30 dB HL의 강도에서 시작하여, 20 dB단위로 높여 가며 처음 응답하는 값을 확인하고, 응답한 후부터는 10 dB을 낮추고 안 들릴 경우 5 dB을 올리는 방법으로 조절하며 최소가청문턱값을 구한다. 이 일련의 방법을 세 번 시행했을 때 두 번 반응(50% 이상)하면 그 주파수의 문턱값로 결정하며, 이때 1~2초의 일정한 자극 시간을 불규칙한 간격으로 제시한다.

공기전도 검사음은 통상 40~60 dB 감쇠하여 반대쪽 내이에 전해진다. 따라서 좌우의 청력 차이가 40 dB 이상이 되는 청력저하 부위를 검사할 때 검사음이 정상 귀에만 들리기 때문에 이 청력만을 측정해 버리는 일이 있다. 이 경우의 청력도를 음영곡선(shadow curve)이라고 한다(그림 2-4). 이것을 방지하기 위한 방법으로 정상 귀에 음영곡선의 주파수로 구성된 백색잡음(white noise)을 사용하거나 일정한 주파수(통상 40~60 dB)로 구성된 대역잡음(narrow band noise)인 차폐음을 이용한다.

<공기전도청력검사(기도청력검사)의 차폐 방법>

- 양쪽 귀의 공기전도 청력문턱값이 40 dB 이상인 경우 사용한다.
- 청력문턱값이 저하된 귀의 공기전도 청력문턱값에 20 dB을 더하여 차폐음으로 선정하고 원래의 청력문턱값을 신호음으로 한다.

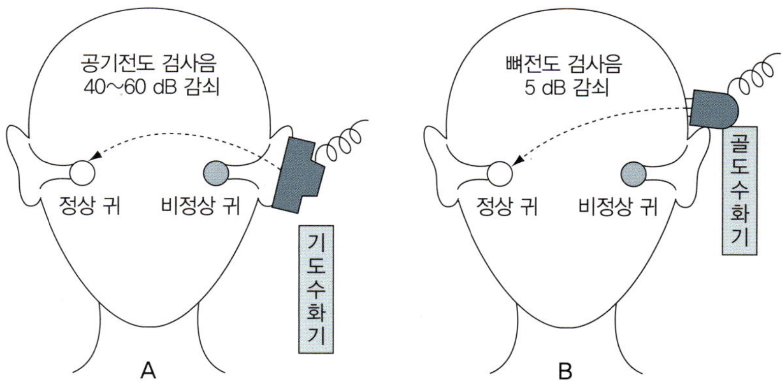

그림 2-4. 음영곡선의 원리

A : 공기전도 검사음이 반대쪽의 귀로 전파되는 경우, 수화기로부터 나온 공기전도음은 뼈전도음이 되어 반대쪽의 내이로 전달되는 동안 40~60 dB 감쇠가 일어난다.

B : 뼈전도 검사음이 반대쪽의 귀로 전파되는 경우, 뼈전도 검사에서는 수화기로부터 출력되는 뼈전도음이 약 5 dB 정도만 감쇠하여 반대쪽 내이로 전달된다.

(2) 뼈전도청력검사(골도청력검사, Bone conduction test)

측정하는 귀의 귓바퀴 후방에 있는 꼭지부위(유돌부)에 뼈전도(골도)단자를 부착하여 외이와 중이의 전음계를 거쳐 직접 내이를 자극하게 함으로써 청력문턱값를 검사한다(그림 2-5, 2-6).

측정 주파수는 250~4,000 Hz이며 공기전도 청력 측정 방법에 준해 검사를 한다. 뼈전도(골도) 음은 통상 5 dB 감쇠하여 반대쪽 내이에 전해진다. 따라서 차폐(masking)를 하지 않으면 반대쪽의 뼈전도 문턱값을 검출해 버리는 일이 있기 때문에 반드시 반대쪽의 귀를 차폐한 후 검사한다(그림 2-4). 뼈전도청력문턱값은 공기전도청력문턱값보다 높거나 같은 경우가 대부분이며 뼈전도청력문턱값은 60~65 dB을 넘기지 않는다.

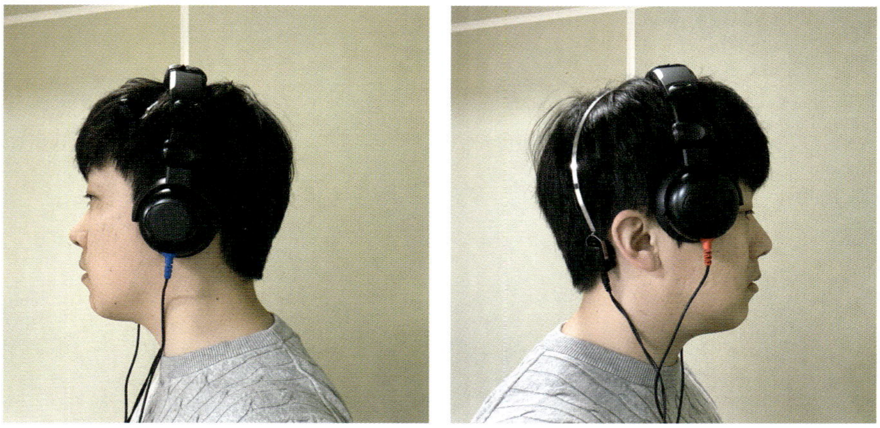

그림 2-5. 뼈전도 단자의 위치

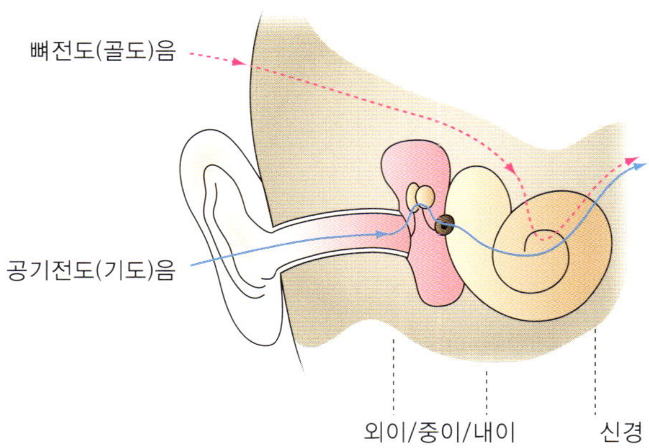

그림 2-6. 공기전도음과 뼈전도음의 전달경로

<뼈전도청력검사의 차폐 방법>

- 우선 차폐 잡음을 사용하지 않고 뼈전도청력문턱값을 측정한다. 이때 반대쪽 귀에는 차폐용 헤드폰 등을 장착해 둔다.

- 반대쪽 귀의 공기전도 청력보다 15 dB 정도 더 큰 소리압의 잡음을 이용해 뼈전도 문턱값을 측정한다.
- 위에서 측정한 값이 같은 값(5 dB 이내)을 나타내면 이 값을 뼈전도 문턱값으로 사용한다.
- 위에서 측정한 값이 10 dB 이상인 경우 차폐 수준을 15 dB씩 증가시키면서 양쪽의 차이가 없어지게 되면 이것을 문턱값으로 사용한다. 이것을 프라트법(praat)이라 한다. 그 외에 반대쪽의 공기전도 청력 수준보다 항상 50 dB 정도 더 큰 소리압의 잡음을 사용하는 간이법이 있다.

① 순음청력검사의 주의사항

가. 검사 전에 의사의 진찰을 시행하여 외이도 내에 이물질이 있거나 검사의 장애가 되는 병변이 있는지를 확인해 둘 필요가 있다.

나. 검사는 소음을 차폐할 수 있는 방음실에서 실시하며, 소음이 있는 상태에서 검사할 경우 특히 저음부의 문턱값이 상승한다.

다. 검사할 때 피검자로부터 측정 장비나 검사자의 활동이 보이지 않는 위치에서 편한 자세로 앉아서 듣게 한다.

라. 응답용 버튼을 누르는 방법에 관해서 설명한다. 즉, 조금이라도 소리가 들리는 경우 계속 누르고 들리지 않게 되면 누르지 말도록 설명한다. 또한, 검사하는 귀가 어느 쪽인지, 귀로 들을 수 있는 음의 성질이나 차폐음(masking)에 대해서도 충분히 설명할 필요가 있다.

마. 피검자의 판단에 의지하는 주관적인 검사이다. 실제로 들리는데 들리지 않는 것처럼 거짓행동을 할 경우 주의를 줄 필요가 있다.

② 청력의 정상치

청력도의 수치는 정상 성인이 가장 작게 들을 수 있는 중심값을 0 dB HL로 정하고 만들어진 체계이며 정상을 포함한 장애정도는 표 2-1과 같다.

각 주파수에서 모두 10 dB 이내의 청력 저하는 오차범위라고 판단해도 좋다. 또한 청력 검사를 소음이 있는 곳에서 시행할 경우 저음영역의 문턱값을 10 dB 정도 상승시키는 원인이 되므로 주의할 필요가 있다. 더욱이 청력에는 생리적인 연령 변화가 있기 때문에 50세 이상의 경우 주로 4,000~8,000 Hz의 음역에서 청력이 서서히 저하하기 시작한다. 이것들을 고려해 난청의 정도를 판단할 필요가 있다.

표 2-1. 청력 장애정도

dB HL	장애정도
25 이하	정상(Normal hearing)
26~40	경도난청(Mild HL)
41~55	중등도난청(Moderate HL)
56~70	중등고도난청(Moderate severe HL)
71~90	고도난청(Severe HL)
90 이상	농(Profound HL)

③ 임상적 의의

공기전도문턱값과 뼈전도문턱값과의 관계로부터 난청 부위 진단이 가능하다.

가. 전음난청(그림 2-7A)

공기전도청력(●)은 저하되지만 뼈전도청력([)이 정상적인 경우로 내이의 감각기관에 해당하지 않는 중추 쪽은 정상이면서 외이, 중이의 전음계에 이상이 있는 경우이다.

- 원인 질환: 이물질과 외이도 협착과 관련 있는 폐쇄증, 각종 중이염, 귀경화증(otosclerosis), 이관협착증, 고막천공, 중이기형 등

나. 감음난청(감각신경난청)(그림 2-7B)

공기전도청력(●)과 뼈전도청력([)이 동일한 양상으로 저하되는 경우로 내이의 감각기 또는 중추에 있는 감음계의 장애가 있는 경우이다.

- 원인 질환: 내이염, 소음성 난청, 돌발성 난청, 노인성 난청, 진행성 가족성 난청, 메니에르병, 내이(청)신경 종양 등

다. 혼합난청(그림 2-7C)

공기전도청력(●), 뼈전도청력([)이 동시에 저하되고 있지만 양쪽의 차이가 있는 경우로 뼈전도에 비해 공기전도가 더 많이 저하되어 나타나며 전음계와 감음계 양쪽 모두에 장애가 있다. 뼈전도 결과는 난청의 감음성 성분을 의미하는 것이며, 뼈전도 결과와 공기전도 결과의 차이는 전음성 성분을 의미한다.

이러한 뼈전도치와 공기전도치의 차이를 공기뼈전도차이(기도골도차, air–bone gap, AB gap)이라 한다.

- 원인 질환: 중이염의 내이로 진행, 중이염의 후유증, 진행성 귀경화증(otosclerosis) 등

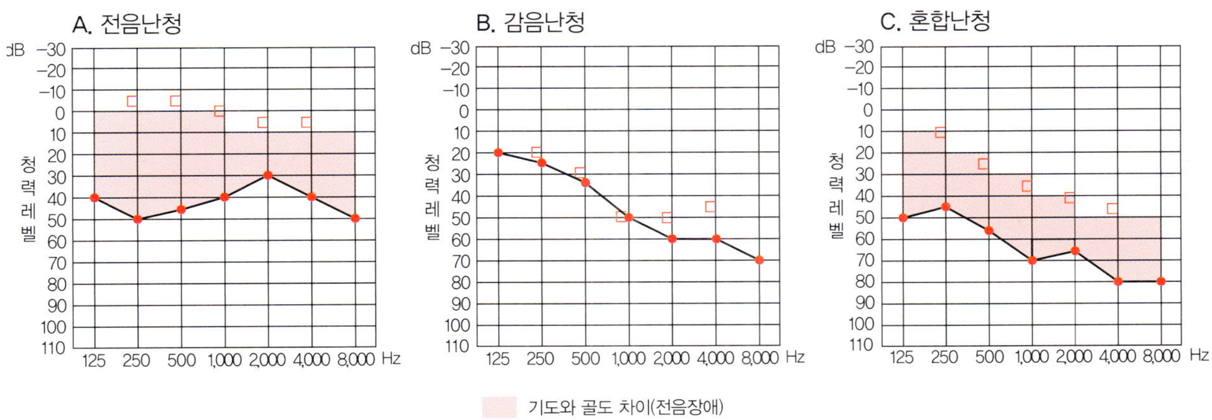

그림 2-7. 전음난청, 감음난청 및 혼합난청의 예

2. 소리굽쇠(음차, Tuning fork)검사

소리굽쇠(음차)검사는 소리굽쇠(음차)를 이용하는 검사법으로 소리굽쇠는 대개 철이나 마그네슘 또는 알루미늄 등으로 만들어져 깨끗한 음질의 특정한 음색을 낼 수 있다. 또 휴대가 간편하고 장소나 시설에 제약을 받지 않으므로 선별검사로 쉽게 사용할 수 있는 편리한 방법이다. 소리굽쇠는 128 Hz, 256 Hz, 512 Hz, 1,024 Hz, 2,048 Hz의 주파수 순음을 내는 5가지가 있으며, 임상에서는 512 Hz의 소리굽쇠가 가장 많이 이용된다. 소리굽쇠를 엄지손가락이나 손등에 가볍게 두드려 소리 파동을 발생시켜 외이도 입구부에 대고 청취 유무 및 청취 시간을 알아보는 공기전도검사와 소리굽쇠 손잡이 끝을 전두부나 꼭지돌기(유양돌기)부에 대어 청취 유무 및 청취 시간을 알아보는 뼈전도검사를 실시하여 난청의 유형과 청력장애의 정도를 개괄적으로 알 수 있는 검사법이다(그림 2-8~10).

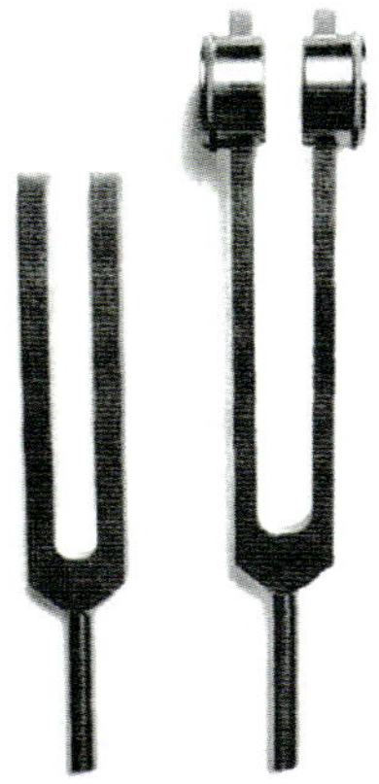

그림 2-8. 여러 가지 소리굽쇠

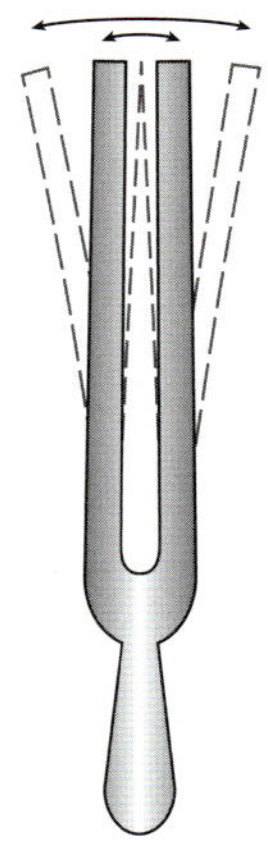

그림 2-9. 소리굽쇠의 진동 양상

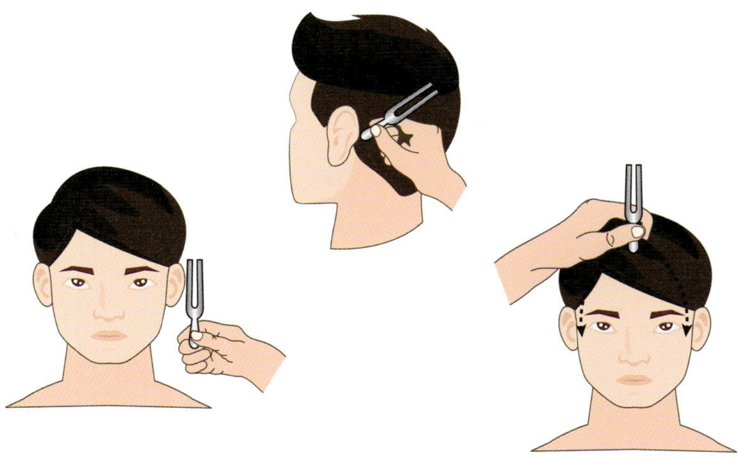

그림 2-10. 소리굽쇠를 대는 위치

1) 시바바흐(Schwabach) 검사

정상 청력의 검사자와 피검자의 뼈전도 청취 시간을 비교하는 검사법으로 보통 256 Hz 또는 512 Hz 소리굽쇠를 사용한다.

검사방법은 진동하는 소리굽쇠를 검사자와 피검자의 꼭지돌기에 각각 대어 뼈전도 청취 시간을 초 단위로 측정하여 비교한다. 소리굽쇠의 진동은 시간이 지나면서 약해져서 소리가 작아지기 때문에 피검사가 소리굽쇠의 진동(소리)을 느끼지 못하면 곧바로 검사자가 들어 보아 확인한다.

검사 결과는 검사자와 피검자의 뼈전도 청취 시간이 거의 같다면 '정상'으로 보고하고, 피검자가 전도난청(conductive hearing loss)인 경우 검사자보다 뼈전도 청취 시간이 길고('청취 시간 연장'), 감각신경난청인 경우 검사자보다 청취 시간이 짧게('청취 시간 단축') 나타난다.

2) 린네(Rinne)검사

피검자 동측의 공기전도청력과 뼈전도청력을 비교하여 난청의 유형을 감별하는 검사법이다.

검사방법은 보통 256 Hz 또는 512 Hz의 소리굽쇠를 진동시켜 소리굽쇠 손잡이 끝을 꼭지돌기에 대어 뼈전도청력검사를 먼저 실시 후, 피검자가 음이 들리지 않는다고 하면 외이도 입구에서 약 2.5 cm(1인치) 떨어진 곳에 소리굽쇠로 공기전도청력을 검사한다.

정상 청력에서는 공기전도청력이 뼈전도청력보다 더 효과적으로 소리를 내이로 전달하기 때문에 꼭지돌기에 대었을 때보다 소리굽쇠를 외이도 입구에 대었을 때 더 크고 오래 듣는다. 이렇게 관찰이 되면 '양성'으로 기록한다. 린네 검사 양성은 감각신경난청에서도 나타난다. 감각신경난청은 공기전도청력과 뼈전도청력이 모두 떨어지기 때문이다. 그러나 뼈전도청력이 정상인 전도난청의 경우 공기전도청력보다 뼈전도청력을 더 크고 오래 들리는데 이를 '음성'으로 기록한다.

3) 베버(Weber)검사

피검자 난청이 양측성인지 편측성 난청인지, 혹은 전음성인지 감각신경성인지 감별하고, 난청 정도가 다른 양측성 난청일 때 어느 쪽의 난청이 심한가를 구별할 수 있는 검사법이다.

검사방법은 골전도에 대한 검사법으로 일반적으로 512 Hz의 진동하는 소리굽쇠 손잡이를 전두부 또는 위앞니(상절치)에 댄다. 그리고 피검자에게 전달된 소리를 듣고 어느 쪽 귀에서 더 크게 들리는지를 묻는다. 피검자의 청력이 정상이거나 전음성, 감각신경성, 혼합성 등두 귀의 난청의 형태가 같고 난청 정도가 비슷한 경우 '머리 중앙에서 들린다', '두 귀 차이가 없다'고 반응하며, 한쪽이 정상이고 다른 쪽에 전도난청이 있으면 그 부위에서 음이 크게 들리고, 감각신경난청이 있으면 정상 측에서 크게 들린다.

4) 빙(Bing)검사

정상 청력인 사람의 외이도를 막으면 뼈전도 청취 능력이 좋아지는데, 이는 폐쇄효과(occlusion effect, OE)에 의한 것이다.

빙(Bing)검사는 뼈전도검사 중 외이도를 일시적으로 막아 음파의 유출을 차단하는 폐쇄효과를 유발하여 난청이 전음성인지 혹은 감각신경성인지 감별하는 검사법으로 소리굽쇠를 진동시켜 소리굽쇠 손잡이 끝을 꼭지돌기에 대고 소리를 들려준 뒤(뼈전도음이 안 들릴 때) 고막에 압력이 가하지 않도록 주의하면서 손가락으로 피검자의 귀구슬(tragus)을 눌러 외이도를 막아 폐쇄효과를 발생시 킨다. 이때 피검자가 외이도를 막은 후 검사음이 더 잘 들리면 '양성'으로 정상이나 감각신경난청에서 나타나고, 들리지 않거나 더 작게 들리면 '음성'으로 전도난청일 때 나타난다.

3. 점증(보충현상, Recruitment phenomenon)검사

점증현상이란 자극음의 물리적인 '음 강도'의 증강보다는 감각적인 '음 크기'의 증가가 정상인의 경우보다 커지는 현상을 말한다. 이는 문턱값상에서 가청음역의 축소로 나타나는 현상으로 감음난청 중에서도 미로난청(달팽이 장애)에서 볼 수 있다.

1) 음평형검사

(1) 양쪽 귀 균형검사(Alternate binaural loudness balance, ABLB)

이 검사는 한쪽 귀의 감음난청이 있을 때 실시하는 검사법이다. 정상 쪽 귀(기준 귀)에 90 dB정도의 강도를 가진 순음을 듣게 한 다음, 난청이 있는 귀에서 같은 음의 크기에 대해서 느끼는 음의 강도를 측정한다. 이때 검사음의 지속 시간이 약 1초가 되게 한 후 시간 차이를 두고 좌·우를 교환한다. 그 다음에 20 dB 간격으로 정상 쪽 귀에 들을 수 있는 음의 강도를 감소시키면서 동일한 방법으로 측정한다.

좌·우의 청력에 차이가 있음에도 불구하고 음의 강도를 충분히 강하게 하여 정상 쪽 귀와 질환 쪽 귀 모두에 음을 강하게 들려주면 동일한 음의 크기가 감소하는 경우가 있는데, 이를 점증(보충) 현상 양성이라 한다. 일반적으로 측정 주파수는 1,000 Hz이지만 청력이상이 있는 주파수를 선택해도 좋다(그림 2-11).

(2) 한쪽 귀 균형검사(Monoaural loudness balance)

이는 양쪽성 난청이면서 청력문턱값의 차이가 20 dB 이내일 때 같은 귀에 서로 다른 두 음으로 시행한다는 것을 제외하고 양쪽 귀 균형 검사와 비슷하다.

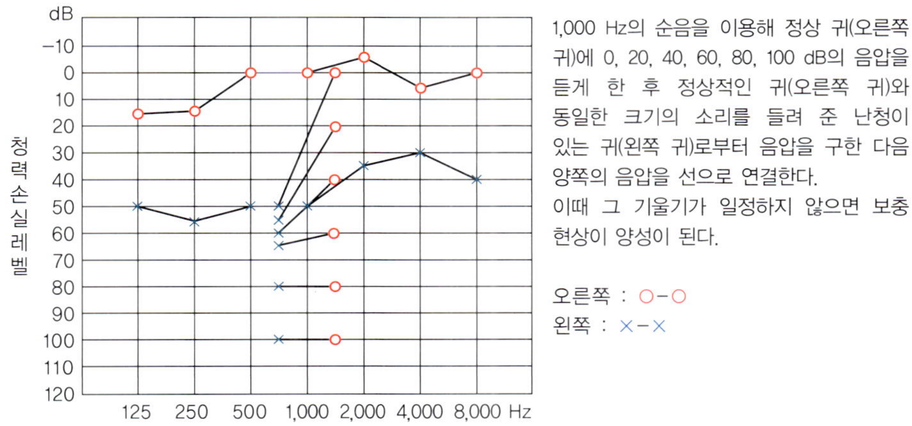

그림 2-11. 양쪽 귀 균형(ABLB) 검사

2) 음 강도의 판별력 검사

(1) 판별문턱값검사(Difference limen test, DL test)

1/2~1/6초의 주기로 반복되는 동일한 두 음의 강약을 변동시켜 그 강약의 차를 점차 줄여가며 검사하는 방법으로, 강약의 차이를 느끼지 못하는 점에서의 두 음의 최대 강도차를 판별문턱값이라 한다. 점증현상이 없는 난청에서는 원음을 강하게 함에 따라 판별문턱값이 높아지나, 점증현상이 있는 감각신경난청에서는 원음을 강하게 해도 판별문턱값이 크게 증가하지 않는다. 미로난청에서는 판별문턱값차가 0.8 dB 이하이고, 점증현상이 없는 난청에서는 1.0 dB 이상이다.

(2) 짧은증가인지지수(Short increment sensitivity index, SISI)

특정 주파수의 순음을 문턱값상 20 dB(20 dB SL)의 강도로 주면서 5초 간격으로 짧은 시간(200 msec) 동안 1 dB만큼 강도를 높인다. 이때 환자가 강도의 증가를 인식하면 응답하게 하며, 강도의 증가를 20회 시행하여 그 중 응답하는 수의 백분율로 결과를 알 수 있다. 음 강도의 증가를 처음에는 5 dB, 이후 4 dB, 3 dB, 2 dB, 1 dB로 검사하여 1 dB의 강도 변화를 알 수 있는지 검사하는 것이다. 일반적으로 1,000 Hz, 4,000 Hz의 주파수에서 주로 검사를 시행한다.

백분율이 70% 이상이면 SISI 양성으로 판단하며, 점증현상이 있는 것으로 미로난청을 생각해 볼 수 있다.

3) 임상적 의의

감음성 난청은 내이와 달팽이의 장애에 의한 미로난청과 내이(청)신경 및 그 상위 중추성 내이(청)신경 경로의 장애에 의한 달팽이뒤(후미로)성 난청으로 분류되지만, 점증현상은 미로난청에서 양성으로 나타나는 경우가 많다. 감음성 난청의 감별진단에 유용하다.

4. 청각피로(Tone decay)검사

순음을 문턱값상 강도로 장시간 들려주어 청력문턱값이 일과성으로 상승하는 청각피로(tone decay)를 유도한 검사법이다. 이러한 청각피로 현상은 감음난청 중 달팽이뒤(후미로)성 난청 환자에서 현저하게 나타난다.

1) 문턱청각피로검사(Threshold tone decay test, TTD test)

피검자의 청력문턱값보다 낮은 문턱값에서 500, 1,000, 2,000, 4,000 Hz에서 검사를 시행하며 피검자가 첫 번째 반응을 보일 때까지 5 dB씩 증가시켜 검사를 시행한다. 피검자가 반응을 시작하면 시간을 재기 시작하여 모든 검사 시간 동안 반응할 때 검사를 멈춘다. 피검자가 60초가 되기 전에 반응을 멈추면 강도를 5 dB 높여 즉시 다시 시작한다. 검사는 피검자가 60초 동안 반응을 하거나 문턱값이 30 dB에 이르게 되면 멈춘다. 청각피로가 30 dB 이상에서 일어나는 경우 달팽이뒤(후미로)성 병변과 관련이 있다고 할 수 있다.

2) 문턱위순응소실검사(Suprathreshold adaptation test, STAT)

문턱위순응소실검사는 반대쪽에 차폐를 시행하고 500, 1,000, 2,000 Hz에서 110 dB SPL (sound pressure level, 소리압 레벨)의 강도로 60초간 자극을 주어 반응을 60초 미만으로 받아들이게 되면 양성이다. 이는 60초 이내에 못 듣게 되는 것을 의미하며 2,000 Hz 미만에서 양성으로 나타나게 되는 경우 달팽이뒤(후미로) 병변을 감별하는 데 가장 효과적이다.

5. 자기청력(Bekesy audiometry) 검사

1947년에 베케시(Bekesy)가 고안한 검사로서 피검자가 직접 스위치로 자극음의 강도를 조절하면서 청력문턱값을 구하는 방법이다. 사용되는 자기청력계는 자동기록 청력계라고도 하며 이 장치의 특징은 다음과 같다.

- 피검자가 소리에 반응하여 스위치를 누르면 소리가 감소하고 떼어놓으면 소리가 커진다.
- 주파수를 고정하거나(고정주파수 자기청력계) 빠르게 저주파에서 고주파로 연속적으로 변환(연속주파수 자기청력계)시킬 수 있다.
- 기록 펜이 빠르게 왼쪽에서 오른쪽으로 이동하여 청력도가 그려지며 그래프의 가로축(X)은 시간, 세로축(Y)은 음의 강도(dB)를 의미한다.
- 청력문턱값은 고정된 주파수나 연속된 주파수에서 단속음 또는 연속음으로 측정되며 주파수 별로 연속음, 단속음을 이용해 검사를 실시한다.
- 기록 펜은 가청 영역의 최대치와 최소치를 톱니파 형태로 표시한다.

1) 검사법

(1) 고정주파수 자기청력계

피검자가 검사음이 들리는 경우 응답용 버튼스위치를 누르게 한다. 이때 검사음이 점차 작아져 소리를 들을 수 없으면 스위치에서 손을 떼게 하고 그 후 다시 소리가 커지면 스위치를 누르게 하는 조작을 반복하도록 설명한다. 검사는 정상 귀로부터 실시하며 이때는 보통 250, 1,000, 4,000 Hz를 이용한다. 각 주파수와 출력 소리압의 변화 속도는 2.5 dB/초가 되게 하고 한 개 주파수와 연결된 연속음을 2~3분 이상 측정한다. 좌 · 우의 청력에 차이가 있는 경우는 차폐할 필요가 있다.

(2) 연속주파수 자기청력계

고정주파수 자기청력계에 준하지만 검사 주파수를 250 Hz로부터 8,000 Hz까지 1분간 저음에서 고음으로 1옥타브씩 변화시킨다(그림 2-12). 그래프의 가로축은 시간적 변화에 따른 주파수의 변화를 나타낸다.

2) 임상적 의의

연속음 검사를 하였을 때 톱니파의 진폭은 정상적인 전음난청의 경우 10 dB 정도이지만, 이 진폭이 작아지는 경우가 있다(그림 2-12). 이런 경우 그 주파수에 점증현상이 출현한다고 말할 수 있다. 또 연속음 검사에서 갑자기 문턱값이 시간의 경과와 함께 상승하는 경우가 있는데 이것을 일시적 문턱값 변위(temporary threshold shift, TTS)이라 한다. 이것은 달팽이뒤(후미로)성 난청이 있음을 의미하는 소견이 된다. 이러한 소견은 모두 연속음 검사에 의해서 나타나고 단속음 검사에서는 나타나지 않는다. 검사 시 반드시 연속음, 단속음 양쪽 모두를 검사할 필요가 있다.

연속주파수 자기청력계에서는 순음청력검사에서 검출할 수 없는 제한된 음역의 난청이 발견되는 경우가 있다.

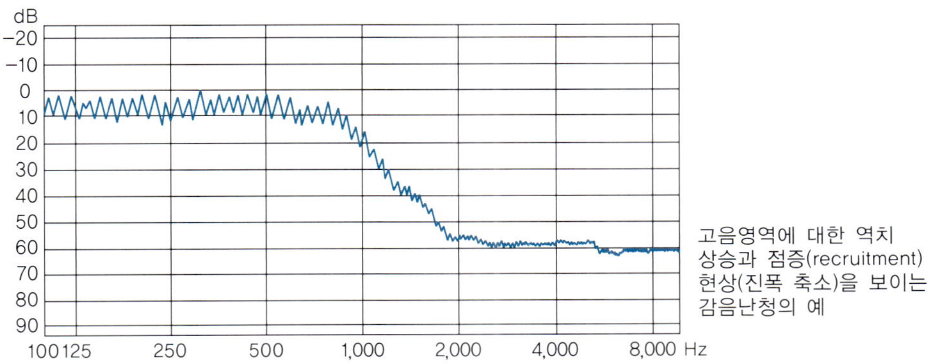

그림 2-12. 베케시(Bekesy) 청력도(연속주파수 음)

3) 결과 해석

제거(J. Jerger)는 처음으로 자기청력 검사를 이용하여 청력을 측정하였는데 고정주파수 자기청력계의 단속음, 연속주파수 자기청력계의 연속음을 측정하여 청력도를 비교한 후, 이것들을 5가지 형태로 분류했다(그림 2-13).

- I 형: 단속음, 연속음의 톱니파가 모든 주파수와 겹친다. 정상 또는 전음난청에서 볼 수 있다.
- II 형: 중음, 고음영역에서 연속음 문턱값이 단속음 문턱값보다 10~20 dB 상승하여 진폭의 축소가 있다. 미로난청에서 나타난다.
- III 형: 연속음에서 일과성 문턱값상승이 나타난다. 달팽이뒤(후미로)성 난청에서 볼 수 있다.
- IV 형: 모든 음역에서 연속음 문턱값이 단속음의 문턱값보다 상승한다. 달팽이뒤(후미로)성 난청에서 볼 수 있다.
- V 형: 단속음의 문턱값이 연속음의 문턱값보다 크다. 비기질성 및 기능성의 청력 장애에서 볼 수 있다.

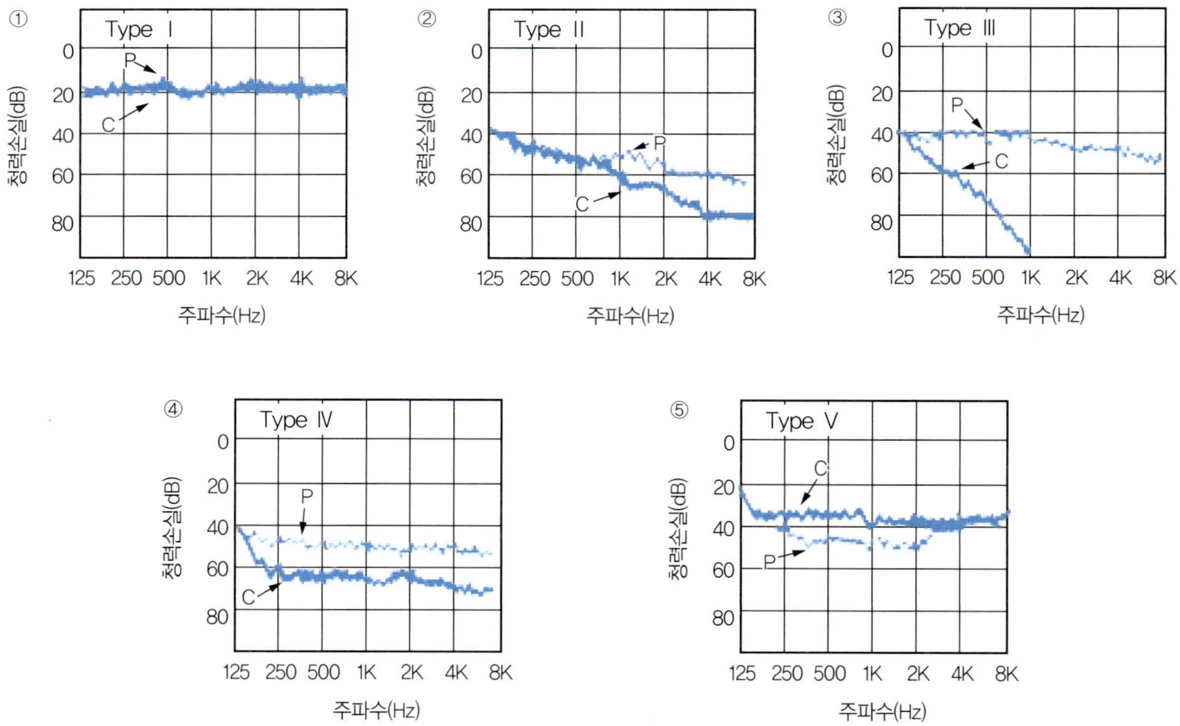

그림 2-13. 제거(Jerger)의 분류 결과지(P: 단속음, C: 연속음)

6. 어음청력(Speech audiometry)검사

순음청력검사는 주파수별 청력문턱값를 측정하는 검사인 반면, 어음청력검사(speech audiometry)는 인간의 의사소통에 주로 사용하는 어음(말소리)을 인지하는 청각능력을 다양한 방법으로 평가하는 것이다. 어음청력검사의 목적은 치료방법의 결정과 결과 판정, 청력재활(보청기)의 참고 지침, 난청 환자의 사회 적응 능력의 평가 및 장애를 평가하는 데 도움이 된다.

1) 어음탐지문턱값검사(Speech detection threshold, SDT = speech awareness threshold, SAT)

피검자가 어음을 겨우 느낄 수 있는, 가장 낮은 어음의 강도를 의미한다. 어음 강도는 피검자가 충분히 들을 수 없는 낮은 강도부터 시작하여 점차 올려 주면서 말소리가 있다는 것을 겨우 느껴진다고 표현하는 가장 낮은 어음 강도를 찾는 것이다. 협조되지 않는 소아 또는 검사 어음을 이해하지 못하는 외국인에 적용할 수 있다.

2) 어음청취문턱값검사(Speech reception threshold, SRT)

어음청취문턱값검사란 일상생활에서 많이 사용하는 쉬운 낱말 중에서 이음절로서 검사어음의 50%를 인지할 수 있는 최소강도레벨(dB)을 측정하는 것이다(표 2-2). 자극음으로는 일상생활에서 친숙하게 사용되는 이음절어 중 각 음절의 강도가 동일하고 표준화한 낱말을 사용한다. 나라마다 표준화된 검사 어표를 제정하여 사용하고 있으나 우리나라에서는 아직 통일된 어표가 없어 함태영 등이 제한한 목록이 현재 가장 널리 사용되고 있다. 최근 대상자의 연령을 고려하여 만 13세 이상을 대상으로 하는 일반용 이음절어표(KS-BWL-A)(표 2-3), 만 6~12세를 대상으로 하는 학령기용 이음절어표(KS-BWL-S)(표 2-4), 만 3~5세 어린이(소아, 아동)를 대상으로 하는 학령전기용 이음절어표(KS-BWL-P)도 개발되어 있다.

표 2-2. 어음청취문턱값검사표의 예

우측 귀검사	음절의 강세가 동일한 단어 - 맞춤(◯), 틀림(×)					반응
80 dB	농촌 ◯	필요 ◯	의견 ◯	싸움 ◯	육군 ◯	100%
70 dB	행복 ◯	물건 ◯	글씨 ×	지금 ◯	약국 ◯	80%
60 dB	둘째 ◯	건설 ×	이때 ×	동생 ◯	군투 ◯	60%
50 dB	사람 ×	신문 ×	종류 ×	오빠 ◯	송곳 ◯	40%
45 dB	약속 ×	안녕 ×	물건 ◯	통일 ×	뚜껑 ×	20%

표 2-3. 한국표준 일반용 이음절어표(KS-BWL-A)

KS-BWL-A1	편지	달걀	시간	육균	신발	땅콩	안개	마음	허리	욕심	노래	저녁
KS-BWL-A2	사람	토끼	병원	등대	논밭	과일	송곳	딸기	문제	나무	극장	가위
KS-BWL-A3	그림	아들	팥죽	동생	목표	냄새	바다	자연	접시	권투	방석	느낌

표 2-4. 한국표준 학령기용 이음절어표(KS-BWL-S)

KS-BWL-A1	날개	창문	동생	약국	호박	자연	거울	토끼	회사	노래	신발	딸기
KS-BWL-A3	나무	참새	달걀	우산	학교	장갑	그림	풍선	전화	병원	과일	땅콩

검사 어음을 전달하는 방법에는 검사자가 육성으로 직접 발음하여 들려주거나 테이프나 CD에 녹음된 어음을 사용하여 피검자의 육성반응을 얻는 방법으로 검사의 신뢰도를 높이기 위해서 녹음된 어표 사용이 추천된다. 검사의 시작은 양쪽 귀의 청력이 차이가 날 경우 좋은 귀를 먼저 검사하고, 양쪽 모두 청력이 비슷할 경우 오른쪽 귀를 주로 먼저 검사한다. 단어의 첫 제시 강도는 순음문턱값평균보다 대략 20~25 dB 더한 강도에서 시작하여 수정상승법을 사용하여 어음청취문턱값을 찾는다. 어음청력계의 음량계(VU meter: volume units)를 사용하여 미터의 눈금이 0 dB에 위치하는지 확인하고, 너무 크거나 너무 작게 전달되지 않는지 주의하여야 한다.

어음청취문턱값검사의 차폐는 순음청력검사에 따른다. 검사하고자 하는 귀의 어음청취문턱값에서 양귀사이감쇠(이간감쇠, interaural attenuation, IA) 값을 뺀 수치가 반대 귀의 500 Hz, 1,000 Hz, 2,000 Hz 주파수 문턱값보다 클 경우 차폐를 시행한다. 협대역 잡음(narrow band noise)은 어음청력검사에서 차폐효과가 작아 백색 잡음(white noise)이나 회화 음역의 대역 잡음을 사용한다.

어음청취문턱값검사에서 반응의 평가는 피검자의 육성 응답법이 주로 사용되며 피검자의 발음이 좋지 않다면 다른 방법으로 검사를 할 수 있는데 그림을 가리기는 방법, 받아 적는 방법 등을 사용할 수 있다. 주로 육성 응답법이 사용되나 피검자의 발음에 영향을 받을 수 있다. 소아어음청력검사는 가급적 소아에게 친숙한 단어를 검사에 추가해서 사용하는 것이 좋으며, 검사에 대한 반응으로 그림 가리키기를 적용할 수 있다.

검사 결과의 해석은 어음청취문턱값와 순음청력검사의 공기전도문턱값이 보통 10 dB 이내일 경우 순음청력검사의 신뢰성이 좋다고 판단한다. 그 이상의 차이를 보일 경우 신뢰도가 없거나 꾀병(위난청, malingering)을 의심할 수 있다. 그러나 피검자가 신뢰도 있게 반응했음에도 두 문턱값 차이가 10 dB 이상 날 경우에는 급격한 경사를 보이는 순음청력도의 경우 순음청력문턱값와 어음청취문턱값이 다를 수 있고, 달팽이뒤(후미로)성 난청과 같이 어음을 인지하는데 어려운 경우에도 차이가 날 수 있다.

3) 단어인지도검사(Word recognition score, WRS)

검사어음을 이해하는 능력을 측정하는 검사이다(표 2-5). 어음청취문턱값상에서 가장 편안하게 느끼는 어음강도에서 단음절 단어를 제시하고 얼마나 정확히 인지하는지를 백분율(%)로 계산한 결과를 말한다. 보통 건청인의 경우 어음청취문턱값에서 대략 30~40 dB을 더한 강도로 단어를 제시하면 편안한 강도라고 느끼지만, 난청인의 경우 난청 정도에 따라 또는 개인에 따라 다를 수 있어 개개인의 쾌적 수준을 확인하여야 한다.

단어는 일반 회화에서 사용하는 빈도에 따라 선정되고, 단음절 단어로 각 낱말을 발음할 때 소리압이 대체로 동등하여 균형을 이룬 단어를 선택한다. 검사 어음은 검사자의 육성법이나 일반적으로 녹음된 어음을 사용하며 반응의 평가는 피검자의 육성 응답법(복창법)이나 받아적기 등으로 평가할 수 있다.

표 2-5. 단어인지도 측정을 위한 한국어 단음절어표

표 1		표 2		표 3		표 4	
1. 귀	26. 향	1. 혀	26. 금	1. 눈	26. 흠	1. 글	26. 발
2. 힘	27. 법	2. 독	27. 흉	2. 공	27. 귤	2. 집	27. 깨
3. 논	28. 산	3. 잠	28. 뇌	3. 길	28. 면	3. 꿈	28. 연
4. 맛	29. 골	4. 복	29. 역	4. 옷	29. 농	4. 신	29. 못
5. 솔	30. 짐	5. 운	30. 멍	5. 밤	30. 삽	5. 목	30. 절
6. 잔	31. 녹	6. 갓	31. 쌀	6. 섬	31. 무	6. 앞	31. 광
7. 국	32. 꿀	7. 쉰	32. 범	7. 돈	32. 안	7. 넷	32. 서
8. 솜	33. 동	8. 납	33. 코	8. 장	33. 굿	8. 벽	33. 달
9. 닭	34. 삼	9. 문	34. 깃	9. 극	34. 틀	9. 상	34. 젓
10. 엷	35. 뽕	10. 곳	35. 발	10. 춤	35. 떡	10. 돌	35. 쌈
11. 불	36. 되	11. 숲	36. 등	11. 먹	36. 매	11. 틈	36. 묵
12. 남	37. 폭	12. 종	37. 질	12. 솟	37. 엿	12. 집	37. 뱅
13. 숫	38. 설	13. 담	38. 터	13. 방	38. 죄	13. 육	38. 만
14. 감	39. 뜻	14. 책	39. 뜸	14. 적	39. 빛	14. 말	39. 콩
15. 윷	40. 명	15. 땀	40. 실	15. 강	40. 담	15. 소	40. 빗
16. 들	41. 온	16. 셋	41. 곽	16. 손	41. 시	16. 김	41. 쇠
17. 잣	42. 북	17. 망	42. 붓	17. 막	42. 빵	17. 박	42. 땅
18. 태	43. 점	18. 산	43. 떡	18. 벌	43. 괄	18. 뜰	43. 벗
19. 침	44. 일	19. 알	44. 일	19. 꿈	44. 샘	19. 총	44. 님
20. 꿀	45. 싹	20. 죽	45. 뼈	20. 칼	45. 뚝	20. 낮	45. 속
21. 반	46. 벼	21. 밤	46. 살	21. 숨	46. 잎	21. 술	46. 품
22. 맛	47. 왕	22. 신	47. 몸	22. 낫	47. 벌	22. 단	47. 인
23. 키	48. 색	23. 널	48. 풀	23. 뒤	48. 씨	23. 김	48. 뿔
24. 딸	49. 물	24. 새	49. 봄	24. 백	49. 좀	24. 굴	49. 해
25. 집	50. 게	25. 꽃	50. 끈	25. 꼴	50. 활	25. 흙	50. 곰

4) 쾌적문턱값(Most comfortable loudness level, MCL)

피검자가 가장 편안하게 느끼는 어음 강도(dB HL)를 의미하는 것으로 검사는 어음청취문턱값보다 약간 높은 강도에서 시작하는 것이 좋으며, 어음 강도는 말을 하면서 천천히 높여준다. 피검자는 다양한 어음 강도의 말소리에 대해 "너무 작다", "너무 크다", "아주 편안하고 좋다"와 같은 방법으로 느낌을 이야기 한다. 정상 청력인 대부분 사람들은 가청문턱값보다 40~55 dB 높은 어음 강도에서 가장 편안하게 듣는다.

5) 불쾌소리문턱값(Uncomfortable loudness level, UCL)

쾌적문턱값으로부터 음강도를 높이면서 들려 주었을 때 피검자가 자극음으로 불편함을 느끼는 어음 강도(dB HL)를 의미한다. 쾌적문턱값 이상의 어음 강도에서 서서히 증가시켜 통증을 느끼는 문턱값이 아닌 불쾌할 정도의 큰 음량을 찾는 것이다. 건청인은 90~100 dB까지 별 불편함을 느끼지 않으며, 대부분의 불쾌소리문턱값은 120 dB SPL이다.

6) 역동범위(Dynamic range, DR)

불쾌소리문턱값(UCL)에서 어음청취문턱값을 뺀 값을 의미하는 것으로 보청기 선택 등의 청각재활 과정에서 자주 사용한다.

7. 중이(Immittance audiometry) 검사

중이검사(immittance audiometry)는 외이도를 완전히 차단하여 외이도 내의 압력을 변화시키면서 특정 주파수(frequency) 및 강도(intensity)의 소리에너지를 줄 때, 고막에서 반사되는 음향에너지를 측정하는 검사이다. 즉, 반사에너지를 측정함으로써 중이 속공간의 상태를 간접적으로 평가하는 검사라고 할 수 있다. 음향 에너지는 고막과 중이 구조물이 움직임으로 전달되는데, 고막의 에너지가 모두 내이로 전달되는 것은 아니다. 고막과 이소골을 통해 내이로 계속 전달되는 수용에너지(admittance)와 고막에서 반사되는 저항에너지(impedance)로 나뉘며, 두 가지 대조적 성격의 저항에너지와 수용에너지를 동시에 지칭하는 신생복합어가 바로 중이검사(immittance)이다. 이는 난청의 유형을 평가할 수 있는 객관적 검사방법으로 중이의 질병을 민감하게 감지하고, 미로성(cochlear)과 달팽이뒤(후미로)성(retrocochlear)의 질병을 구분하며, 청력의 정도를 평가하는데 도움을 준다.

중이검사 종류에는 고실측정(tympanometry), 등자반사(stapedial or acoustic reflex), 등자반사피로검사(음향반사피로검사, acoustic reflex decay test) 그리고 이관기능검사(eustachian tube function test)가 있다.

1) 임피던스 기계의 구조

임피던스 청력기계는 외이도를 외부와 완전 차단하는 귀탐촉자와 음향변환기(acoutic transducer) 또는 자극기(probe system), 변압감지기(measuring microphone) 및 압력계기의 압출구를 포함한다. 음향변환기는 probe tone을 발생시키는 진동자가 연결되어 있어 고막운동성 계측 시 220 Hz~85 dB SPL, 660 Hz~80 dB SPL, 1,000 Hz~75 dB SPL의 순음을 생성하도록 한다. 또 등자뼈근육 반사 문턱값 검사에너지는 250~6,000 Hz까지의 순음을 최대 110 dB HL 이상 생성하도록 한다. 공기펌프는 외이도의 압력을 －400~+400 mmH_2O까지 변화시킬 수 있다. 진동기에서 발생한 자극음은 고막에서 반사되었을 때의 음향 에너지를 변압감지기에 포착하여 이를 수치(주로 voltage)로 나타내게 된다. 임피던스 청력검사 장비구성을 나타내었다(그림 2-14).

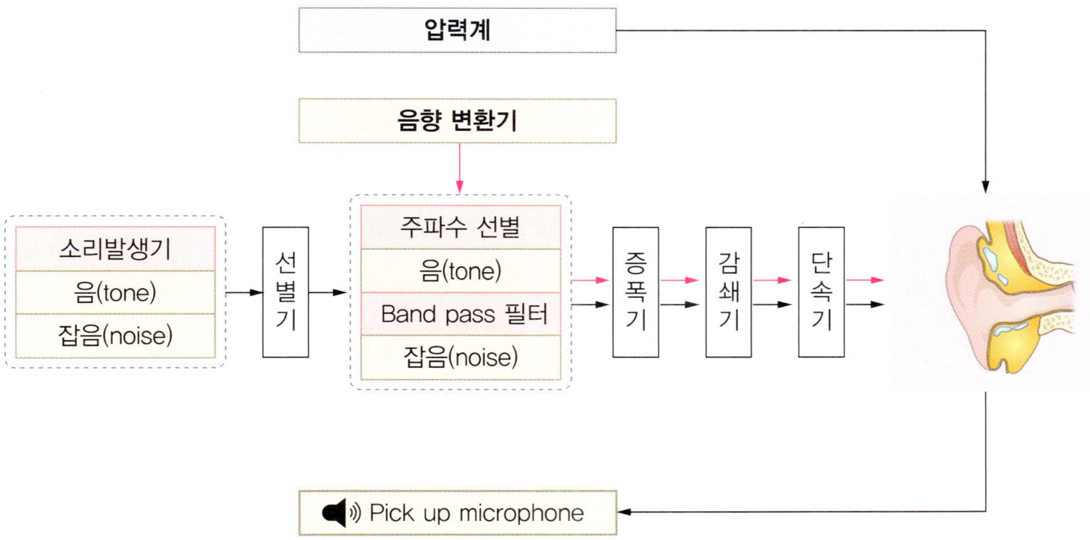

그림 2-14. 임피던스 청력검사 장비구성

(1) 고실측정(Tympanometry)

고실측정장비를 이용하여 측정하는 검사이다. 검사는 probe로 외이도를 완전히 막고 220 또는 226 Hz의 저주파수 85 dB SPL의 소리 에너지를 제시하면서 압력을 －400 ~ +200 mmH_2O로 변화시키는 동안 고막에서 반사되는 음향 에너지의 변화를 연속적으로 측정하는 방법이다.

검사 전 피검자의 외이도 이물 및 귀지 등을 제거하고 귀마개 접촉 부위의 염증 유무를 확인한다. 외이도에 맞는 적절한 크기의 탐색자(probe)를 선택하여 귀바퀴덮개(귓바퀴)를 뒤위쪽으로 당기면서 장착한다. 피검자에게는 소리에 대해 반응할 필요가 없음을 설명하고 검사 시에 귀에 압력이 가해져도 특별한 문제가 없음을 설명한다. 또 침을 삼키거나, 하품하지 않고 가만히 있도록 설명한 후 검사를 시작하도록 한다.

① 외이도의 용적(Ear canal volume, EV)

검사 압력이 +200 mmH_2O로 크게 제시되면 고막의 상태는 매우 경직된다. 이때 고막은 운동성을 잃고 탐촉자와 고막 사이의 용적이 측정 가능하게 되는데, 이를 기록한 것이 외이도 용적이다(그림 2-15). 일반적으로 외이도 용적은 고실측정검사를 시작 전에 측정된다. 만 3~10세의 정상 어린이는 0.3~0.9 cm^3이고, 19세 이상 성인은 0.9~2.0 cm^3이다(그림 2-16).

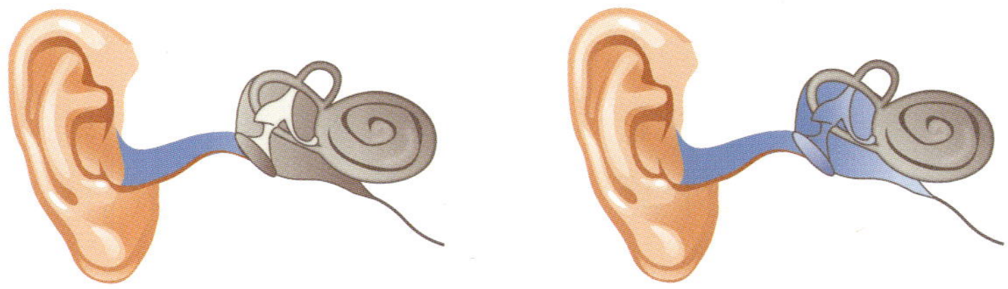

〈정상 외이도(바깥귀) 용적〉 〈고막천공 시 외이도(바깥귀) 용적〉

그림 2-15. 정상과 고막천공 외이도 용적범위

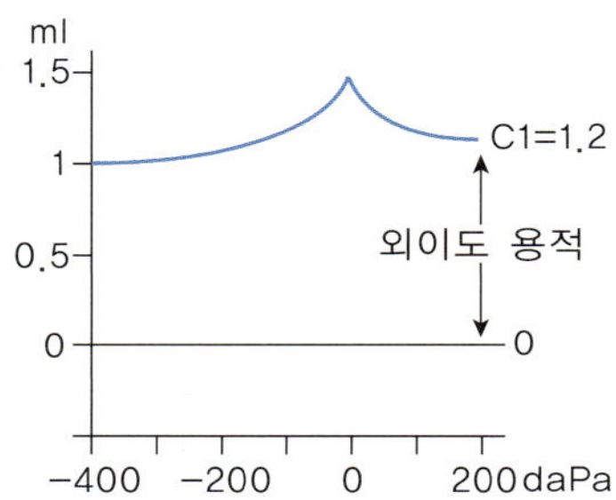

그림 2-16. 외이도 용적의 기록

외이도의 탐색자(probe)와 고막사이의 용적을 나타낸 것이다.

② 중이 내강의 압력

소리 에너지가 고막을 통하여 중이 내강으로 전달되기 위한 최적의 환경은 고막의 안팎, 즉 외이도와 중이 속공간(내강)의 압력이 동등할 때이다. 이때 고막의 움직임이 최고조에 이르러 고막운동도(tympanogram)에서 꼭지점으로 표시된다. 따라서 꼭지점의 압력 상태가 곧 중이 내강의 압력 상태로 최대 탄성(maximal compliance)으로 일컫기도 한다.

③ 정적 탄성(Static compliance, SC)

정적 탄성은 외이도 자체의 흡수 에너지를 제외한 순수한 고막으로의 전달에너지를 의미하는 것으로 최대 탄성(maximal compliance)에서 200 mmH_2O에서 측정된 외이도 용적을 제하여 구할 수 있다. 정상인 경우 만 3~10세의 아동은 0.25~1.05 mL이고, 19세 이상 성인은 0.30~1.70 mL이다. 개인차에 따라 정상범위를 벗어나는 경우도 있으니 양쪽 귀의 비교로 정상 여부를 판단해야 한다(그림 2-17).

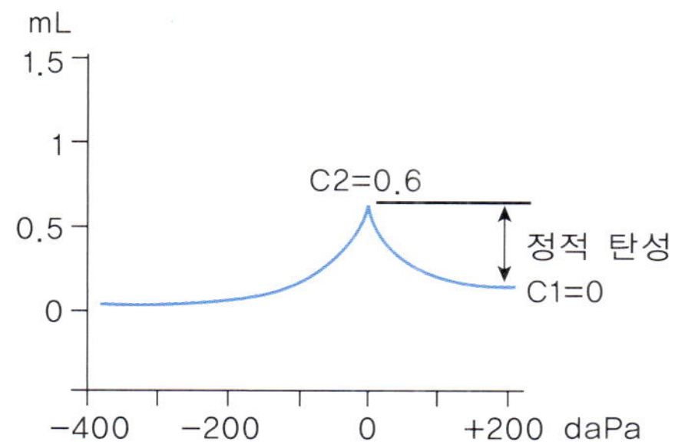

그림 2-17. 정적 탄성의 측정
C1을 '0'의 값으로 조정하여 C2를 기록한 정적 탄성이 0.6 mL 이다.

④ 고막운동도(Tympanogram)의 유형과 판정

외이도의 용적, 중이 속공간(내강)의 압력, 정적 탄성을 기준으로 중이의 상태를 파악하고 고막운동도의 형태에 따라 크게 A, B, C의 유형으로 구분할 수 있다.

- A형(그림 2-18A): 최대 탄성의 압력이 −100~+100 mmH_2O에서 관찰되는 것으로 고막 운동성 및 중이 속공간(내강)의 상태가 정상임을 의미한다. 정적 탄성의 최고 진폭이 정상인이나 감각신경성 난청 환자 등에서 볼 수 있다.
- B형(그림 2-18B): 최대 탄성을 보이지 않아 수평으로 나타나는 것으로 임상적으로 고막의 비후, 중이 속공간의 중이염, 이구전색(ceruminal plug) 등에서 볼 수 있다.
- C형(그림 2-18C): 최대 탄성의 압력이 −100 mmH_2O 이하의 음압에 위치하는 것으로 임상적으로 이관폐쇄, 고막 파임 등에서 볼 수 있다.
- As형(그림 2-18D): 최대 탄성의 압력이 A형과 같은 범위에 있으나 고막의 움직임이 감소되어 탄성의 변화가 적은 것으로 고막의 움직임이 적은 경우이다. 임상적으로 귀속뼈(이소골)의 유착, 귀경화증(otosclerosis), 고실경화증 등에서 볼 수 있다.
- Ad형(그림 2-18E): 최대 탄성의 압력이 A형과 같은 범위에 있으나 고막의 움직임이 증가되어 탄성의 변화가 비정상적으로 증가된 경우이다. 임상적으로 치유된 고막의 천공, 고막위축 등에서 볼 수 있다.

(2) 등자반사검사(등골반사검사, Stapedial reflex test, acoustic reflex test)

외이도로 강한 음 자극이 들어오면 중이 내 등자근(stapedius muscle)은 내이를 보호하기 위해 뇌줄기에 이르는 반사활을 통하여 수축하는데 이를 등자근 반사라 한다. 반사활을 통하여 중이 내 등자뼈에 부착된 등자근이 수축해서 이소골의 움직임을 둔화시키고, 타원창(안뜰창, oval window)을 외후방으로 잡아당김으로써 내이의 액체 움직임을 감소시키게 된다. 이로 인해 중이 내부의 임피던스는 증가하고 고막의 탄성은 감소하게 된다(그림 2-19).

이러한 변화를 측정하여 반사활과 관련된 난청, 이소골 연쇄 등의 중이 속공간(내강)의 상태, 내이(청)신경, 얼굴신경 및 뇌줄기 아래의 이상 유무를 평가할 수 있다.

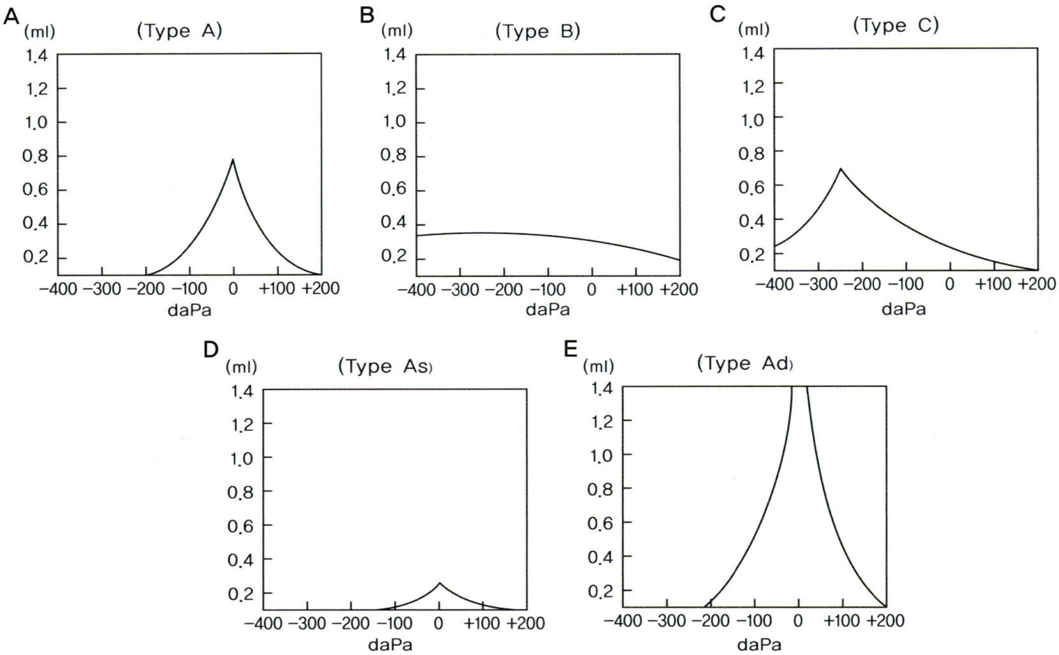

그림 2-18. 고실도

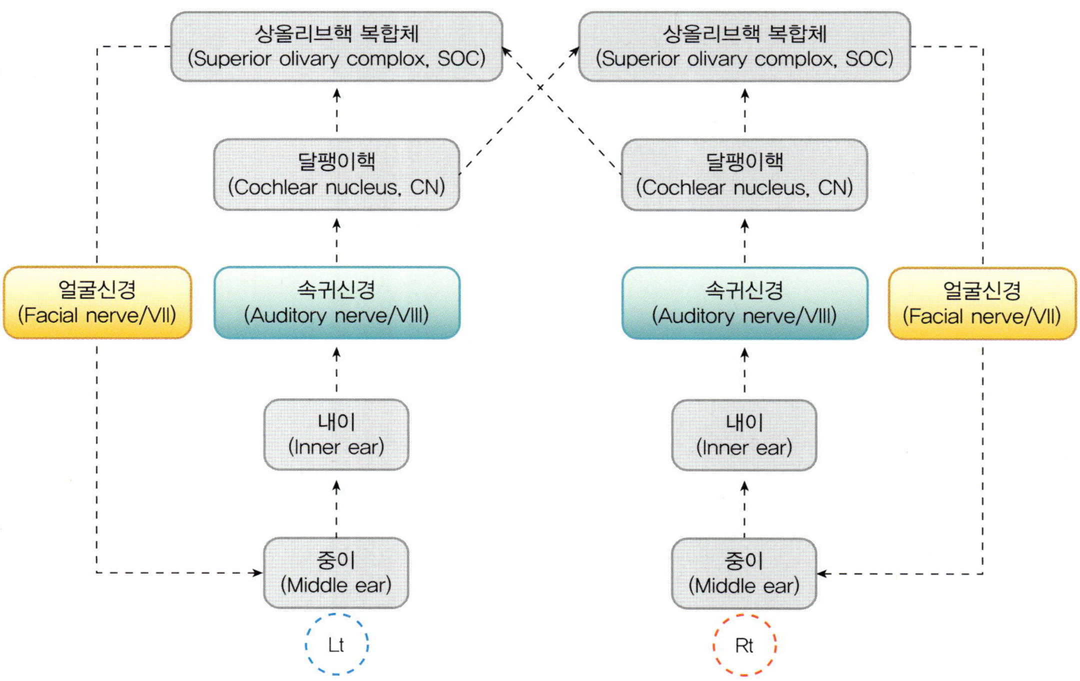

그림 2-19. 등자반사검사 경로

① 등자반사문턱값(Acoustic reflex threshold. ART)

자극음을 500 Hz, 1,000 Hz, 2,000 Hz, 4,000 Hz로 선택하고 정상인의 유발 문턱값 70~100 dB HL보다 낮은 음부터 음 강도를 올려주어 탄성이 외이내강 용적의 1%인 0.02 cc 이상 감소하는 최소의 음 강도를 찾는다. 이때의 음 강도를 등자반사 문턱값(acoustic reflex threshold, ART)라 한다. 음 자극음을 주고 같은쪽(동측, ipsilateral, Ipsi)에서 측정하고 반대쪽(대측, contralateral, Contra)에서 등자뼈반사를 측정한다. 정상 청력의 귀에서 순음에 대한 등자반사 문턱값은 약 70~100 dB HL 정도에서 나타난다(그림 2-20).

② 등자근 반사 검사의 해석

일반적으로 난청의 정도에 따라 등자반사문턱값이 상승하며, 난청의 정도가 심하면 등자반사가 관찰되지 않는다. 일반적으로 난청의 정도에 따라 등자반사문턱값이 상승하며, 난청의 정도가 심하면 등자반사가 관찰되지 않는다(그림 2-21).

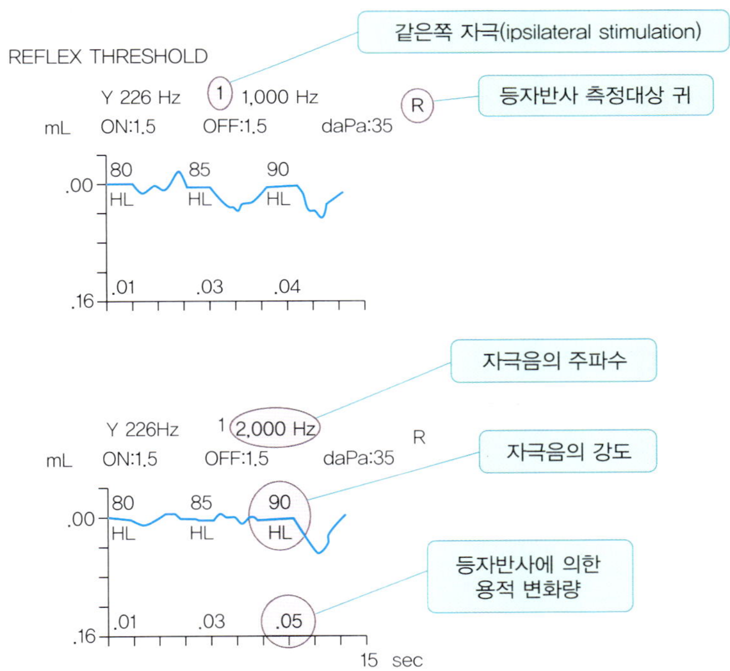

그림 2-20. 등자근반사검사 결과지

외이내강 체적 변화를 위해 226 Hz 85 dB SPL 자극음을 사용하였으며, 외이내강 압력 35 daPa 가압하였다. 등자근반사 확인을 위해 자극시간/대기시간을 1.5/1.5초인 단속 순음을 들려주었다. 외이내강 체적 감소가 1,000 Hz에서 80 dB HL 일 때, 0.01 cc, 85 dB HL 일 때 0.03 cc, 90 dB HL 일 때 0.04 cc로 반사 문턱값은 85 dB HL이다. 2,000 Hz 에서는 80 dB HL 일 때, 0.01 cc, 85 dB HL 일 때 0.03 cc, 90 dB HL 일 때 0.05 cc로 반사 문턱값은 85 dB HL이다.

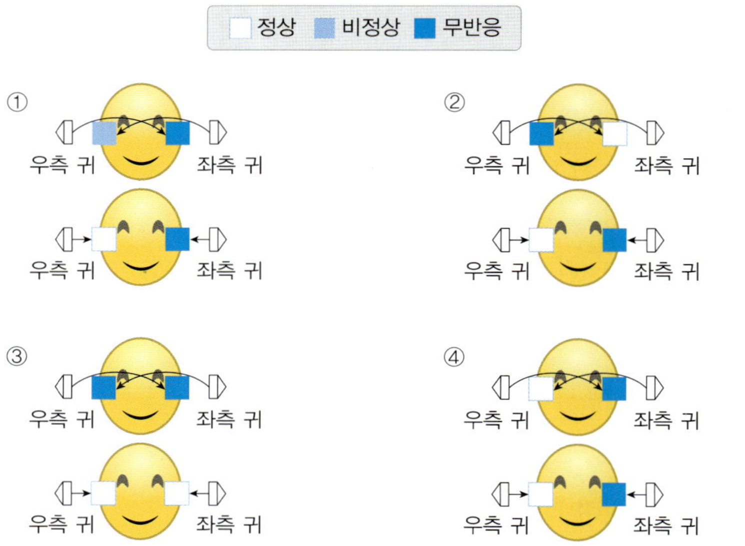

그림 2-21. 병변에 따른 등자반사의 유형
① 좌측 전도난청, ② 좌측 감각신경난청, ③ 뇌줄기병변, ④ 좌측 얼굴신경 마비

(3) 등자반사피로검사(음향반사피로검사, Acoustic reflex decay test)

정상적으로 강한 소리를 들려주면 등자근 수축이 나타난다. 이 수축은 소리를 계속해서 들려주면 점차 이완되며, 이러한 현상을 등자반사피로(음향반사피로, acoustic reflex decay)라고 한다.

검사는 등자반사문턱값보다 10 dB 높은 강도의 500 Hz 또는 1,000 Hz 연속으로 10초 동안 자극하여 반사 진폭(탄성의 변화)이 50% 감소하는 데 필요한 시간(초)을 확인한다. 이때 50% 이상 급히 감쇠하면 양성반응으로 달팽이뒤난청을 의심할 수 있고, 반사량의 정도가 변하지 않거나 서서히 50%까지 감소하면 양성반응으로 정상이나 미로난청(labyrinthine deafness)으로 판정할 수 있다.

2,000 Hz나 4,000 Hz의 고주파수 소리는 정상 청력에서도 급히 감쇠 현상이 나타날 수 있어 이 검사의 주파수로는 사용하지 않는다(그림 2-22).

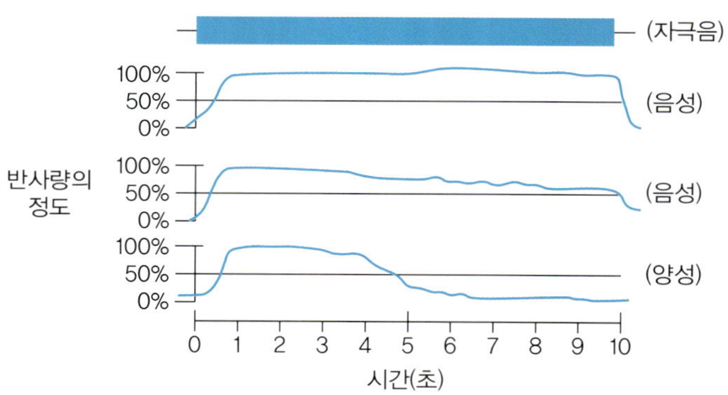

그림 2-22. 등자반사피로검사 측정 기록
자극음이 제시되는 10초 동안 반사량이 50% 이내의 감퇴이거나 변하지 않으면 음성, 50% 이상 감퇴한 경우는 양성으로 기록한다.

(4) 이관기능검사(Eustachian tube function test)

이관은 중이 속공간(내강)과 코인두를 연결하는 통로로, 연골과 뼈로 이루어져 있다. 이관의 기능으로는 중이와 대기의 압력이 같도록 하는 환기기능, 중이의 분비물을 코인두로 배출하는 배출기능, 코인두로부터의 역류를 방지하는 방지기능이 있다. 이관의 기능은 정량적인 평가가 어렵고 검사–재검사 간의 신뢰도를 확보할 수 없어 객관적 평가가 어렵다. 검사는 고막천공 여부에 따라 검사방법에 차이가 있다. 고막천공이 없을 때는 중이 속공간(내강) 상태를 평가하기 위해 고실측정한 후 외이도에 양압(+200 or +400 mmH$_2$O)을 가한 후 수차례 침 삼킴(연하운동)을 시켜 이관을 통한 압력조절을 유도한 후 두 번째 고막운동성을 측정한다. 그리고 다시 소리압(–200 or –400 mmH$_2$O)을 가한 후 연하운동 시킨 다음 세 번째 고막운동성을 측정한다.

이때 이관기능이 정상이면 연하운동 시 중이 속공간(내강)의 공기가 이관을 통하여 빠져나가 두 번째 고막운동성 계측도의 peak는 최초 압력에 비해 상대적으로 소리압을 보이고, 세 번째 고막운동성 계측도에서는 최초 검사보다 약간 양압 쪽으로 이동하게 된다. 반면 이관기능에 장애가 있는 경우는 같은 탄성의 최고점 이동이 거의 없다.

고막이 천공이 있는 경우 외이도에 양압(+200 mmH$_2$O)을 가한 후 피검자가 연속적으로 침을 삼키게 하여 이관을 통한 압력조절을 유도한 후 남아있는 압력의 변화를 측정하고, 이관이 닫히고 난 후의 잔류압력(residual pressure)을 측정한다. 이어 소리압(–200 mmH$_2$O)을 가한 후 같은 방법으로 실시한다. 이관기능이 정상일 경우 잔류압력은 "0"에 가까워지고, 잔류압력이 높게 유지될수록 이관기능장애가 심한 것으로 생각할 수 있다(그림 2-23).

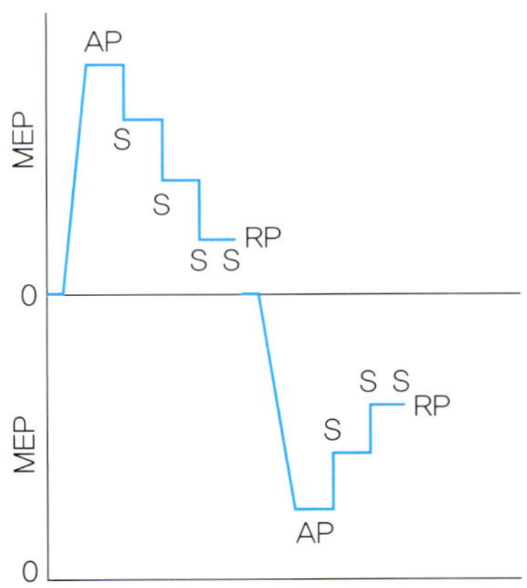

그림 2-23. 이관기능검사(직접법, 고막 천공이 있는 경우 검사)
외이도와 중이에 양압과 소리압을 각각 가한 후 연속적으로 침을 삼키게(S: swallow)하여 입력 변화를 측정하고, 이 관이 닫힌 후의 잔류압력(RP: residual pressure)를 측정한다.
MEP : middle ear pressure, Ap : applied pressure, S : swallow, RP : residual pressure

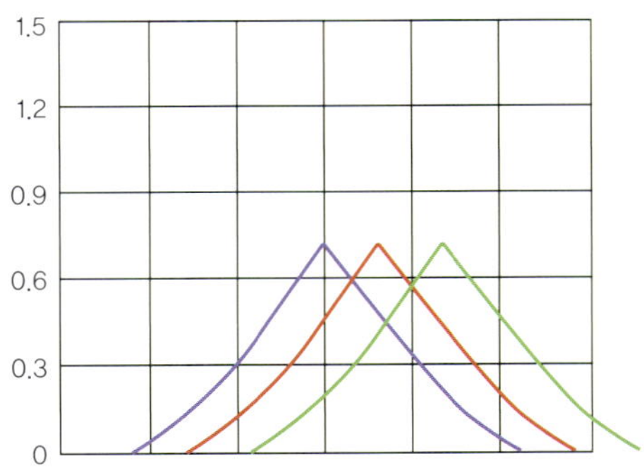

그림 2-24. 이관기능검사(간접법)

8. 귀울림(Tinnitus) 검사

1) 귀울림

귀울림은 외부의 청각 자극이 없는데도 사람의 귀 혹은 머리뼈(두개) 내에서 느끼게 되는 소리로, 정상인의 95% 이상에서 일생에 한 번 이상 귀울림(이명)을 경험하며, 전체인구의 17%가 귀울림(이명)증으로 불편함을 겪고 이 중 5% 정도가 병원을 찾을 정도로 심한 귀울림(이명)증을 느낀다고 한다.

귀울림(이명)은 크게 두 가지로 분류한다. 하나는 다른 사람이 들을 수 없고 본인만 듣거나 인식하는 자각귀울림(자각이명, subjective tinnitus)과 다른 하나는 우리 몸에서 발생하는 신체 소리로 다른 사람도 들을 수 있는 타각귀울림(타각이명, objective tinnitus)이 있다. 발생 빈도가 높은 자각귀울림은 특별한 원인을 알 수 없는 경우가 많으며 달팽이관과 내이(청)신경로, 대뇌의 다양한 중추에서 발생할 수 있고 스트레스나 체내 호르몬도 증상 악화 또는 발생에 관여할 수 있다고 알려져 있다.

자신의 신체 소리를 듣게 되는 타각귀울림은 귀 주변의 근육이나 혈관에서 나는 소리, 측두하악관절 기능장애, 이관기능장애 등에 의해서 발생할 수 있다. 귀울림(이명)의 원인이 다양한 만큼 이를 평가하는 것도 정밀하고 종합적인 검토가 필요하다. 따라서 귀울림 진단을 위해 환자에 대한 문진과 청각학적으로 정확히 평가하여 진단과 치료가 이루어져야 할 것이다.

2) 귀울림검사

(1) 음고저비교검사(Pitch matching test)

환자의 이명음의 높이에 가장 가까운 음을 찾도록 하는 검사로 순음청력검사를 바탕으로 시행한다. 환자에게는 소리 크기에 상관하지 말고 어떤 주파수의 소리와 가장 비슷한지 확인하여 반응하도록 한다. 이때 피검자의 귀울림의 종류가 두 가지 이상일 경우 자각하는 정도가 큰 귀울림부터 검사한다. 검사음으로 순음(125~8,000 Hz), 협대역 잡음(narrow band noise) 및 백색잡음(white band noise)을 사용할 수 있다. 피검자 순음청력도의 청력문턱값에서 10~15 dB 높은 강도의 소리를 2~3초로 들려주며, 저주파수(125 Hz)에서 고주파수로 옮겨가며 검사를 시행한다. 비슷한 음역에서는 두 주파수의 사이를 좁혀가며 검사를 반복적으로 시행하여 피검자의 귀울림과 비슷한 주파수를 찾는다. 검사는 귀울림이 있는 귀에 검사를 한다. 단 귀울림이 있는 귀의 난청이 심하여 자극음을 주기 어렵거나 유사음이 없을 경우에는 반대쪽에서 측정할 수 있다.

(2) 음크기평형검사(Loudness matching test)

피검자의 귀울림 주파수(순음 또는 협대역잡음)를 이용하여 귀울림의 크기를 검사한다.

검사방법은 귀울림 주파수의 청력문턱값에서 5 dB씩 단계적으로 상승과 하강을 반복하여 귀울림의 크기와 검사음의 크기가 일치하는 점을 구하거나, 귀울림 주파수의 순음청력문턱값 2 dB 이하의 크기에서 1 dB씩 증가시켜 환자가 느끼는 귀울림의 크기와 비슷한 크기를 찾는 상승법으로 측정할 수 있다. 측정 단위는 dB Sensation Level (SL)이나 dB Hearing Level (HL)로 나타낸다.

(3) 최소차폐수준검사(Minimal masking level)

환자의 귀울림이 들리지 않게 되는 최소 자극음을 구하는 검사로 검사하는 시점에 귀울림이 들리지 않는 경우는 검사가 불가하다. 검사방법은 피검자의 귀울림주파수의 협대역잡음(narrow band noise)을 사용하여 귀울림이 들리는 귀에 차폐음을 2~3간 들려주며, 순음청력문턱값보다 5 dB씩 단계적으로 상승하여 귀울림이 들리지 않게 되는 차폐음 강도의 최소값을 구하여 기록한다.

(4) 잔류억제검사(Residual inhibition, RI)

귀울림의 차폐를 위한 충분한 자극을 준 후 일정 시간 귀울림이 들리지 않거나 귀울림의 크기가 일시적으로 작아지는 현상을 잔류억제라 한다. 검사 시점에 귀울림이 들리지 않는 경우는 검사가 불가하다. 검사방법은 귀울림 주파수의 순음이나 협대역잡음(narrow band noise)을 사용하며 최소 차폐문턱값에서 구해진 강도에서 10~15 dB SL 정도 큰 강도의 자극음을 귀울림이 들리는 귀에 60초간 들려준다. 자극음 중단 후 귀울림이 줄어든 시간을 초(sec)로 기록한다. 완전히 귀울림을 느끼지 못하는 경우를 완전잔류억제(complete RI), 귀울림이 일부 감소되는 경우를 부분잔류 억제(partial RI)라 한다.

(5) 혼합점(Mixing point)

소리 발생기(sound generator)를 착용하여 귀울림의 크기를 변화시키는 최초의 소리 크기를 혼합점이라 하는데, 이는 귀울림재활치료 중 소리치료의 자극음 강도를 결정하기 위한 것이다. 검사 시점에 귀울림이 없는 경우 검사가 불가하다.

검사방법은 백색잡음(white band noise)을 이용하여 환자의 순음청력문턱값상에서 2 dB씩 자극음을 증가시키면서 환자에게 귀울림이 차폐되는 지점이 아니라 귀울림의 크기가 처음으로 감소하거나, 귀울림의 성질이 변하는 최초의 소리크기 시점을 측정하는 검사법이다.

표 2-6. 귀울림도 결과 기록지의 예

〈귀울림도 결과 기록지〉

- 검사한 귀 : 우측 귀/좌측 귀, 이명 동측 귀/이명 반대 측 귀
- 주파수 매칭된 음 : 순음 Hz, 협대역잡음 Hz, 백색잡음
- 크기 : dB SL 혹은 dB HL
- 최소차폐수준 : dB HL
- 잔류억제 : 유(%, 분), 무

청력검사 결과지의 사례 1.

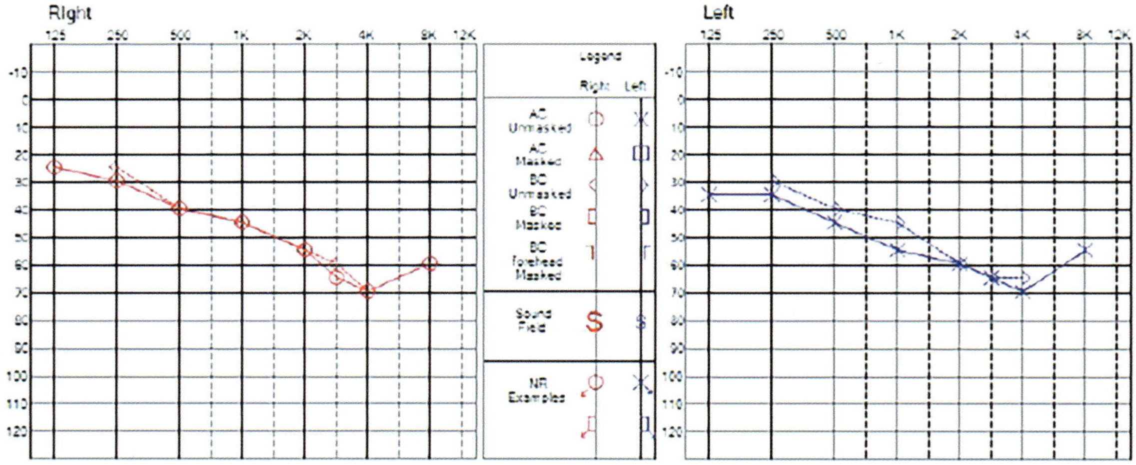

Effective Masking levels

	Non-Test Ear	125	250	500	750	1000	1500	2000	3000	4000	6000	8000	12000
AC	L												
	R												
BC	L												
	R												

Pure Tone Average (6 Freq.)

	AC	BC	FF
Right	52	52	0
Left	58	52	0
Both			

Speech Audiometer

	SRT	mask	MCL	UCL	DR
R	50				
L	60				
Binaural					
SF					
SF-A					
SF-A2					

Word recognition

	%	Stimulus	mask
R	80	70	30
L	80	75	75
Binaural			
SF			
SF-A			
SF-A2			

	%	Stimulus	noise
R			
L			
Binaural			
SF			
SF-A			
SF-A2			

Tinnitus matching

	Pitch Matching	Loudness Matching		
RT	Hz	dB		
LT	4K Hz	72 dB	pure tone 찌~	

	SISI				Tone Decay			
	Hz	Hz	Hz	Hz	Hz	Hz	Hz	Hz
RT	%	%	%	%	%	%	%	%
LT	%	%	%	%	%	%	%	%

Report Comments

간헐적 귀울림

NAME :
ID:
TESTER:

DATE/TIME: 05/07/2019 04:27
GSI TYMPSTAR MIDDLE EAR ANALYZER
PROBE S/N: 20083641

TYMP DIAGNOSTIC TEST 1
Ytm 226 Hz R

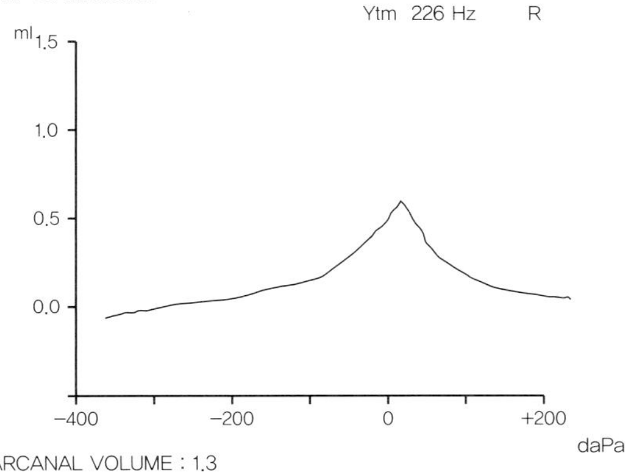

EARCANAL VOLUME : 1.3

	daPa	ml
TYMP 1 :	15	0.4
TYMP 2 :		
TYMP 3 :		

NAME :
ID:
TESTER:

DATE/TIME: 05/07/2019 04:27
GSI TYMPSTAR MIDDLE EAR ANALYZER
PROBE S/N: 20083651

TYMP DIAGNOSTIC TEST 2
Ytm 226 Hz L

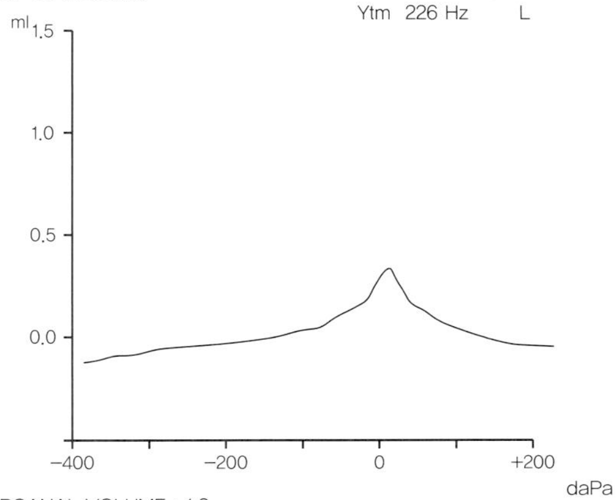

EARCANAL VOLUME : 1.2

	daPa	ml
TYMP 1 :	15	0.4
TYMP 2 :		
TYMP 3 :		

고막운동성계측 : 우측 A type, 좌측 A type
순음청력검사 : 공기전도 청력문턱값 우측 52dB, 좌측 58dB (6 분법)
뼈전도 청력문턱값 우측 52dB, 좌측 52dB
(양측 감각신경성 난청)
어음청취역치(SRT) : 우측 50dB, 좌측 60dB
단어인지도검사(SDS) : 우측 70dB에서 80%, 좌측 75dB에서 60%
귀울림검사 : 좌측에 4,000Hz 72dB pure tone "찌~" 간헐적 이명

청력검사 결과지의 사례 2.

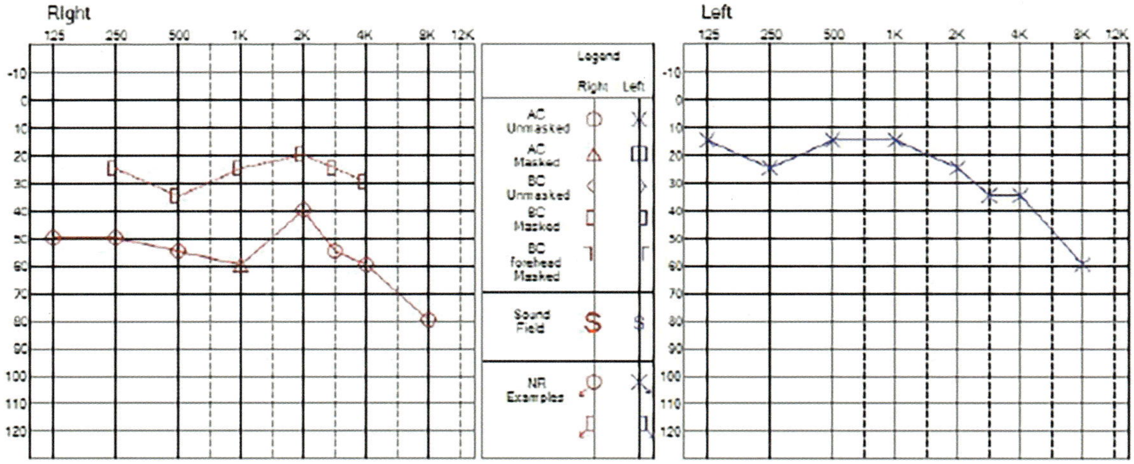

Effective Masking levels

	Non-Test Ear	125	250	500	750	1000	1500	2000	3000	4000	6000	8000	12000
AC	L												
	R					30							
BC	L												
	R		50	55		50		50	45	45			

Pure Tone Average (6 Freq.)

	AC	BC	FF
Right	52	26	0
Left	22	0	0
Both			

Speech Audiometer

	SRT	mask	MCL	UCL	DR
R	55				
L	25				
Binaural					
SF					
SF-A					
SF-A2					

Word recognition

	%	Stimulus	mask
R	100	80	45
L	100	50	
Binaural			
SF			
SF-A			
SF-A2			

	%	Stimulus	noise
R			
L			
Binaural			
SF			
SF-A			
SF-A2			

Tinnitus matching

	Pitch Matching	Loudness Matching	
RT	Hz	dB	
LT	Hz	dB	

SISI					Tone Decay				
	Hz	Hz	Hz	Hz		Hz	Hz	Hz	Hz
RT	%	%	%	%	RT	%	%	%	%
LT	%	%	%	%	LT	%	%	%	%

Report Comments

NAME :
ID:
TESTER:

DATE/TIME: 05/08/2019 01:00
GSI TYMPSTAR MIDDLE EAR ANALYZER
PROBE S/N: 20083651

TYMP DIAGNOSTIC

TEST 1
Ytm 226 Hz R

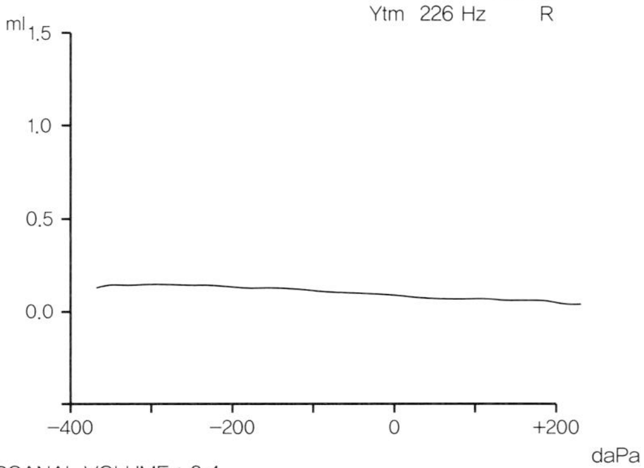

EARCANAL VOLUME : 0.4

	daPa	ml
TYMP 1 :		
TYMP 2 :		
TYMP 3 :		

NAME :
ID:
TESTER:

DATE/TIME: 05/07/2019 04:27
GSI TYMPSTAR MIDDLE EAR ANALYZER
PROBE S/N: 20083651

TYMP DIAGNOSTIC

TEST 2
Ytm 226 Hz L

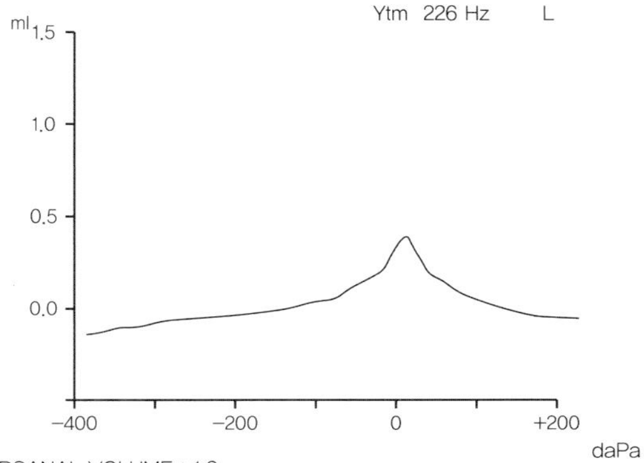

EARCANAL VOLUME : 1.2

	daPa	ml
TYMP 1 :	15	0.4
TYMP 2 :		
TYMP 3 :		

고막운동성계측 : 우측 B type, 좌측 A type
순음청력검사 : 공기전도 청력문턱값 우측 52dB, 좌측 22dB (6 분법)
뼈전도 청력문턱값 우측 26dB, 좌측 공기전도청력 정상범위로 측정 안함
(우측 전도난청)
어음청취문턱값(SRT) : 우측 52dB, 좌측 25dB
단어인지도검사(SDS) : 우측 80dB에서 100%, 좌측 50dB에서 100%

청각 및 평형기능검사학 실습보고서

학교명:　　　　　　　　　　학번:　　　　　　　　　　이름:

Section

03 특수청각검사

학습목표

1. 청각유발반응(Auditory evoked response)검사를 수행할 수 있다(A).
2. 귀음향방사를 수행할 수 있다(A).
3. 신생아 및 유 · 소아 청력검사를 수행할 수 있다(A).

1. 청각유발반응(Auditory evoked response)검사

청각신호는 내이의 코르티기관에서 대뇌까지 연결되는 각 전달 단계에서 활동전위(action potential)로 바뀌어 전달된다. 소리 자극으로 유발된 활동전위인 청각유발전위(Auditory evoked potential, AEP)를 두피에 위치시킨 전극을 통하여 비침습적으로 기록하는 객관적인 검사법을 말한다. 청각유발전위는 소리 자극 후 반응이 나타나는 잠복기(latency)가 10 msec 이내로 짧은 단기잠복반응(short-latency response, SLR), 15~70 msec의 잠복기를 보이는 중간잠복반응(middle-latency response, MLR) 및 90 msec부터 수초에 이르는 잠복기를 가지는 장기잠복반응(long-latency response, LLR cortical auditory evoked potential, CAEP)의 세 가지로 분류된다.

표 3-1. 청각유발전위의 분류

Early latency components (short-latency response, SLR)	10 msec	Electrocochleography (ECoG) Auditory brainstem response (ABR)
Middle latency components (middle-latency response, MLR)	15~70 msec	Auditory middle latency respnose (AMR) 40 Hz response
Long latency components (long-latency response, LLR)	90 msec부터 수 초	Auditory late latency response (ALR) P300 response

2. 청각뇌줄기반응(Auditory brainstem response) 검사

1) 검사의 개요

청각뇌줄기반응은 음 자극 후 1~10 msec 사이의 내이(청)신경 및 뇌줄기(뇌간) 내 청각전도로에서 일어나는 일련의 전기적 변화를 표면전극을 이용하여 기록하는 검사로 비교적 비침습적이어서 임상에서 널리 이용된다(그림 3-1).

Brainstem auditory evoked potential (BAEP), brainstem evoked response audiometry (BERA), auditory brainstem response (ABR) 다양한 이름으로 쓰였으나 현재 이비인후과 학회에서는 ABR을 공식적인 명칭으로 사용하고 있다.

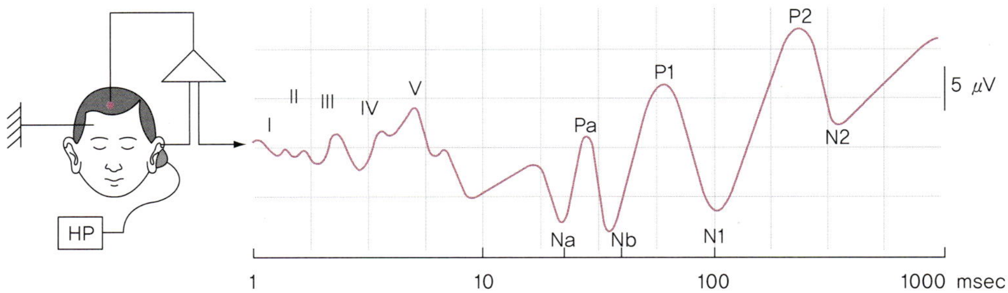

그림 3-1. 청각유발전위(auditory evoked potential, AEP)의 기록
10 msec 이내 : short-latency, 10~50 msec 이내 : middle-latency, 50 msec 이상 : long-latency (BAEP)

■ 파의 발생 위치

정상적으로 청각뇌줄기반응은 5~7개의 파를 보이며, 이 중 I, III, V파가 잘 나타나고, V파가 가장 크고 안정적으로 기록되며 반응분석의 기본이 된다.

I파는 내이(청)신경(auditory nerve)의 말단부, I, II파는 내이(청)신경의 근위부에서 발생하는 것으로 추측되며, III파는 달팽이핵(cochlear nucleus), IV파는 위올리브핵(superior olivary complex), V파는 가쪽섬유띠(외측섬유대, lateral lemniscus)에서 주로 유래하는 것으로 추측된다(그림 3-2).

■ 청각뇌줄기반응파의 분석

뚜렷한 파의 산(정점, positive peak)과 골짜기(골, negative trough)을 가진 5개의 파형을 보이나, 잠복기와 진폭을 분석할 때는 비교적 안정된 파형을 보이는 I, III, V파를 주로 이용한다.

특히 잠복기는 ABR의 판독에 이용되는 가장 중요한 요소이며 안정된 요소이다. I, III, V파의 잠복기, I~V, I~III, III~V파 파간 잠복기(inter–peak latency, IPL), I파와 V파의 진폭비등의 평가요소들을 정상치와 비교하거나 양측을 비교해 평가할 수 있다. I파와 V파 간의 잠복기는 IPL I–V로 표시하며, III~V파 간의 잠복기는 IPL III–V로 표기한다.

좌우 양측의 잠복기를 비교하여 그 차이를 측정할 경우, V파의 양귀사이잠복기차(interaural latency difference of wave V, ILDV)를 이용하거나, 양측 I~V파 사이 잠복기의 비교(ineraural difference of IPL I–V, ID I–V)를 임상적으로 주로 사용한다.

자극음의 강도가 커질수록 잠복기가 짧아지며 대체로 90 dB nHL 이상에서는 포화되어 더 이상 짧아지지 않는다. 충분한 강자극인 60~95 dB nHL에서 I 파의 잠복기는 약 1.5~2.0 msec, V파의 잠복기는 약 5.5~6.0 msec, I~V 파간잠복기는 약 4.0 msec이다.

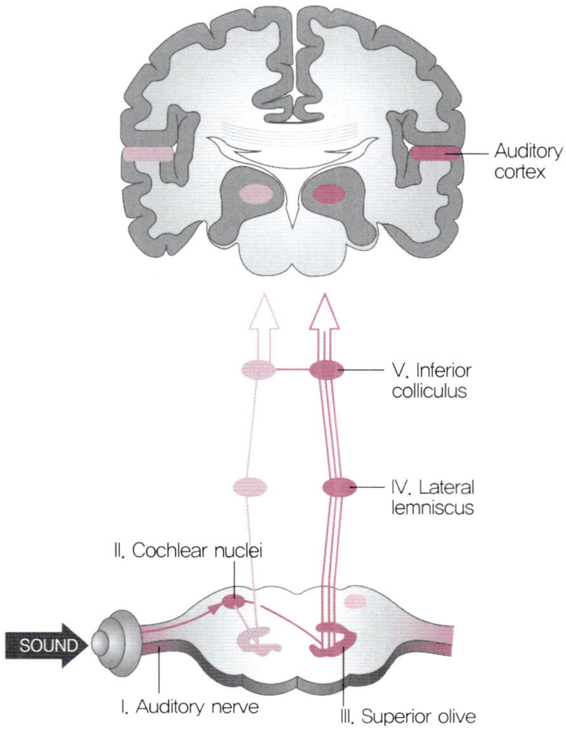

그림 3-2. BAEP의 발생기전 및 경로

내이(청)신경(auditory nerve) → 달팽이핵(cochlea nuclei) → 위올리브핵(superior olive) → 가쪽섬유띠(lateral lemniscus) → 아래둔덕(inferior colliculus), 시상(thalamus) → 청각피질(auditory cortex)

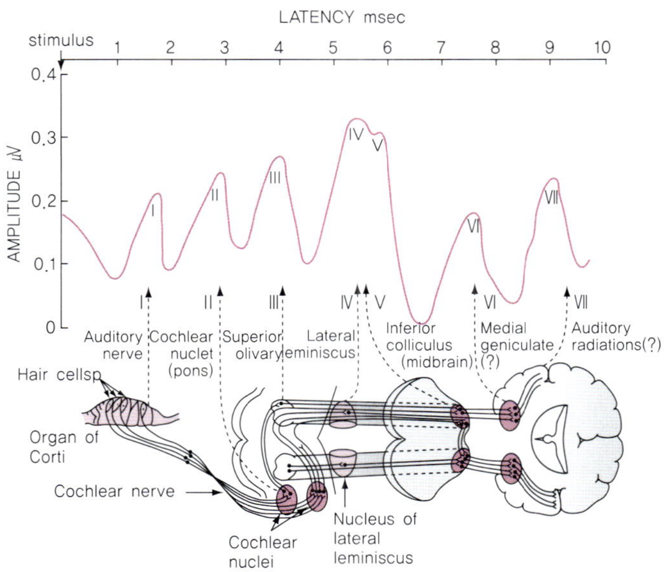

그림 3-3. 청각뇌줄기유발전위(BAEP)의 전달경로 및 파형

대부분 청각유발반응 시 I, II, III, IV, V 파형만 측정된다. VI, VII은 임상적 의의가 없는 파형이고 대부분 검사 시측정되지 않는다.

정상 성인의 충분한 자극음 강도에서 I 파는 대개 0.25~0.35 μV (micro voltage), V파는 0.50 μV의 진폭을 보이며, V/I파 진폭비는 약 1.5~2.0으로 0.5 이하는 비정상으로 판정한다.

정상 성인에서 문턱값 수준의 자극(10~20 dB nHL 이내)에서는 V파만 관찰되며, 이때 V파의 잠복기는 약 7.5~8.0 msec이다. 25~35 dB nHL의 강도에서 I파와 III파가 관찰되고, I파의 잠복기는 약 3.5~4.0msec, I~III, III~V 파간잠복기는 약 2.0 msec이다(그림 3-4).

■ 정상치

절대 잠복기	파간 잠복기
I : 1.41~1.89 msec III : 3.46~4.22 msec V : 5.35~6.15 msec	I~III : 1.89~2.49 msec III~V : 1.63~2.19 msec I~V : 3.90~4.30 msec

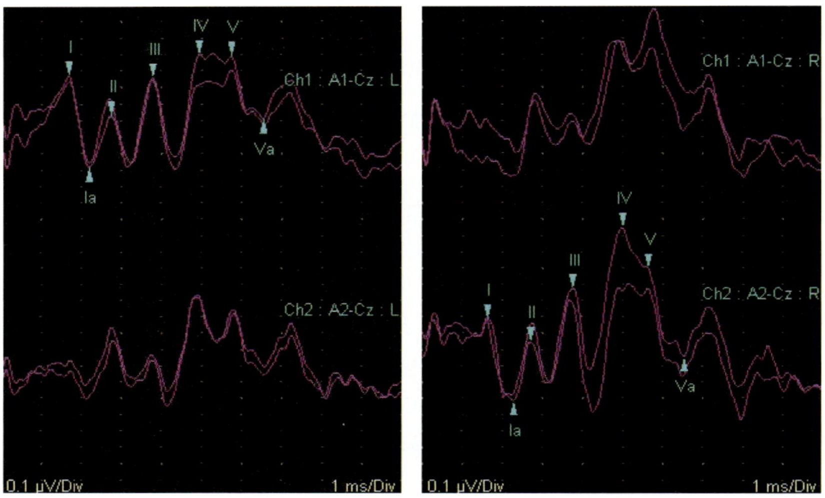

그림 3-4. 청각뇌줄기유발전위(BAEP)검사의 파형

2) 검사방법

(1) 검사 전 피검자의 준비

성인의 경우 자연 수면 또는 수면하는 것처럼 편안한 휴식의 자세를 취하게 한다. 이때 경부 근육이 최대한 이완될 수 있게 하며, 필요하다면 안정제를 사용하기도 한다. 협조가 어려운 유· 소아는 낮잠 시간을 이용하여 자연 수면상태에서 검사하거나 포크랄 시럽(chloral hydrate)을 구강 또는 항문을 통해 주입하여 수면시킨 후 검사한다.

전극 부착 부위를 피부 세정제 또는 알코올 스펀지로 깨끗하게 닦고 전극을 부착하며 헤드폰을 쓰고 자세를 편안히 취하게 한 후 검사를 시작한다. 검사 장치의 화면상에 나타나는 파형은 유발전위가 계속 평균가산되어 나타나므로 검사 시작 직후를 제외하고는 갑자기 크게 변화되지 않는다. 만약 특정 잠복 시간에서 급격한 변화가 관찰되거나 화면상에서 잡파의 출현을 경고하면 검사를 중단하고 피검자의 상태를 확인하거나 전극의 저항을 다시 확인해야 한다.

(2) 자극변수

① 트랜스듀서(transducer)

트랜스듀서는 전기적 신호를 음향에너지로 변환하여 소리를 발생시키는 장치를 말한다. 모양과 기전에 따라 헤드폰(head phone), 삽입송화기(insert microphone), 음장수화기(loud speaker), 뼈진동기(bone vibrator) 등이 있다.

헤드폰으로는 TDH-39, TDH-49 형식이 널리 사용된다. TDH-49 헤드폰은 고음역이 약간 연장된 광역스펙트럼을 보이고, TDH-39 헤드폰은 전자장이 형성되는 단점이 있으나 전기 저항이 낮은 특성이 있다. 헤드폰 사용 시 미끄러져 외이도 중심을 벗어나 약 10~15 dB의 문턱값 손실이 발생하므로 주의해야 한다. 이러한 미끄러짐을 방지하기 위하여 삽입송화기를 사용하기도 한다.

삽입송화기의 경우에는 음도관 길이에 따른 잠복시간 손실을 보상해 주어야 한다. 뼈진동기는 B-70A, B-71, B-72 등이 있으며, 2 kHz 범위에서 최대출력을 보이며 모두 35~45 dBHL정도 출력 가능하다. 일반적으로 꼭지돌기 부위에 대지만, 전두부에 대었을 때에는 500 Hz에서 15 dB, 1 kHz에서 10 dB, 2 kMz에서 8.5 dB 그리고 4 kMz에서 6.5 dB 정도 높은 에너지가 달팽이관(cochlear duct)에 전달된다.

뼈진동기를 이용한 청각뇌줄기반응은 파형의 왜곡이 잘 생기고, 진동기를 대는 위치, 피부의 두께, 머리뼈의 저항 등에 영향을 받으므로, 피검자 간에 파형이 다양하게 나타난다. 차폐는 성인의 경우에는 항상 해야 하며, 신생아는 양측 청력차가 25~35 dB, 1세 전후는 15~25 dB 이상일 때 시행한다. 뼈진동기를 이용한 뼈전도 청각뇌줄기반응의 파형은 공기전도 자극에 의한 반응보다 약 0.3~0.5 msec 빠르게 나타난다.

② 자극음의 종류

자극음의 종류에는 클릭음(click), 여과된 클릭음(filtered click), 톤버스트(tone burst), logon 등이 있다. 이 중 클릭음은 주파수 특성은 없지만 생성시간과 지속시간이 짧고 넓은 주파수 대역의 청각신경세포(auditory neuron)을 동시에 효과적으로 흥분시킬 수 있으므로 임상에서 널리 사용된다. 다만, 주파수별 문턱값을 구할 수 없는 단점이 있으나 1,000~4,000 Hz의 문턱값을 추정할 수는 있다. 톤버스트는 주파수 특이 청각뇌줄기반응의 자극음으로 이용된다. 기본주파수(fundamental frequency)의 에너지가 집중되는 주파수 특성을 가진다(그림 3-5).

③ 자극음의 강도

자극음 강도의 단위로는 dB nHL(nomalized hearing level)이 흔히 사용된다. 클릭음은 짧은 자극음이며, 순음과 같은 긴 자극음(> 100 msec)에서 사용하는 dB HL 단위와는 구별된다.

0 dB nHL은 10~15명의 정상 청력을 가진 성인에게 초당 10~20회의 클릭음을 주고 구한 청각유발반응검사의 최소반응문턱값 dB HL이다. 대개 0 dB nHL은 28 dB peSPL (peak equivalent sound pressure level)이다. 자극음 강도를 높이면 파의 잠복기는 짧아지고 진폭은 커지는데, 90 dB nHL 정도에 이르면 포화되어 변하지 않는다. 이러한 자극 강도와 반응기간의 상관관계를 잠복기-강도 함수(latency-intensity function)라 한다(그림 3-6).

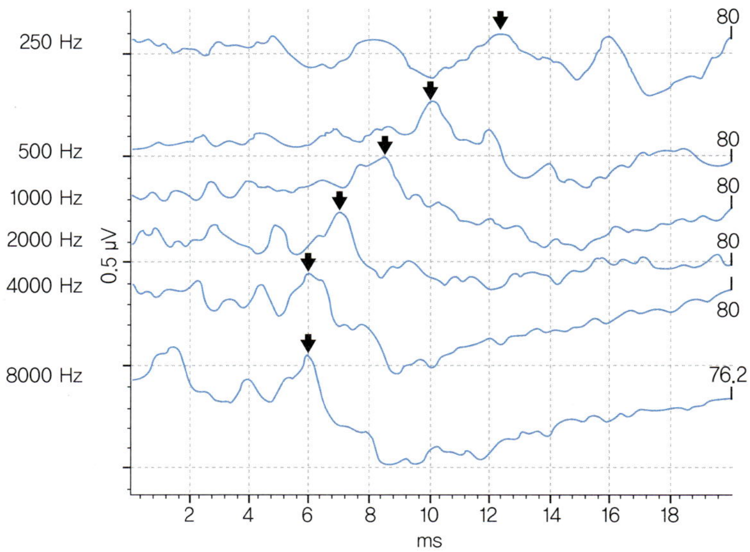

그림 3-5. 자극음 종류에 따른 청각유발반응검사의 파형
저주파로 갈수록 지속시간이 길어지고, 파형의 잠복기가 길어지며 파형이 모호하고 넓은 형태의 파형을 보이게 된다.

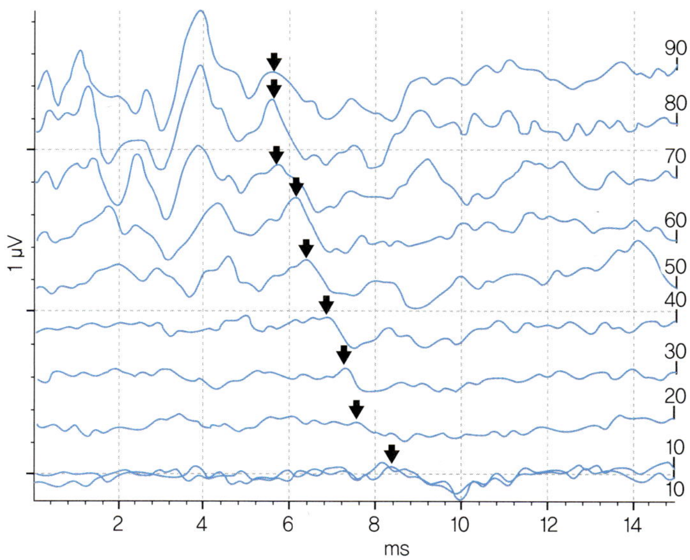

그림 3-6. 자극음 강도에 따른 청각유발반응검사의 파형
정상 청력의 ABR 결과로 10 dB nHL 이하의 낮은 자극 강도에서는 파형이 나타나지 않는다.

성인 정상 청력자의 V파 잠복기는 문턱값 부근의 자극 강도에서는 7.5~8.0 msec 이상을 보이며, 10~20 dB nHL 이하의 낮은 자극 강도에서는 파형이 나타나지 않는다. 약 60 dB nHL 이하의 자극 강도까지는 10 dB nHL마다 0.5~0.6 msec, 60~90 dB nHL 범위의 자극강도에서는 10 dB nHL마다 0.1~0.2 msec 짧아지며, 최단 잠복기는 5.5~6.0 msec이다.

④ 자극 간격과 자극 빈도

자극 빈도는 1초 동안 주어지는 자극음의 수를 의미한다. 자극 빈도를 높이면 자극 간격이 짧아져 잠복기가 길어진다(그림 3-7). 따라서 10~20 c/sec의 자극빈도가 임상에서 주로 사용된다.

⑤ 극성

극성(polarity)은 수화기의 박막에 의해 결정된 공기압의 상태를 표현한 것으로 응축상(condensation polarity), 희박상(rarefaction polarity), 교대상(alternating polarity)이 있다. 응축상은 수화기 박막이 고막 쪽으로 밀려서 외이도 내부 공기압이 표준보다 높아진 상태이며, 고막은 중이 쪽으로 밀리고 달팽이의 바닥막은 아래쪽으로 움직인다. 희박상은 수화기 박막이 고막의 반대쪽으로 당겨져서 외이도 내부 공기압이 표준상태보다 낮아진 상태이며, 고막은 중이 바깥쪽으로 당겨지고, 달팽이의 바닥막은 위쪽으로 움직인다. 희박상 자극을 이용하면 I파의 잠복기가 짧아지고 파형이 커진다고 알려져, 일반적으로 추천된다. 교대상은 회박상과 응축상을 교대로 사용하는 것으로, 초기에 나타나는 자극 잡음과 달팽이 확성효과(cochlear microphonic)을 상쇄시킬 수 있어서 가끔 사용된다.

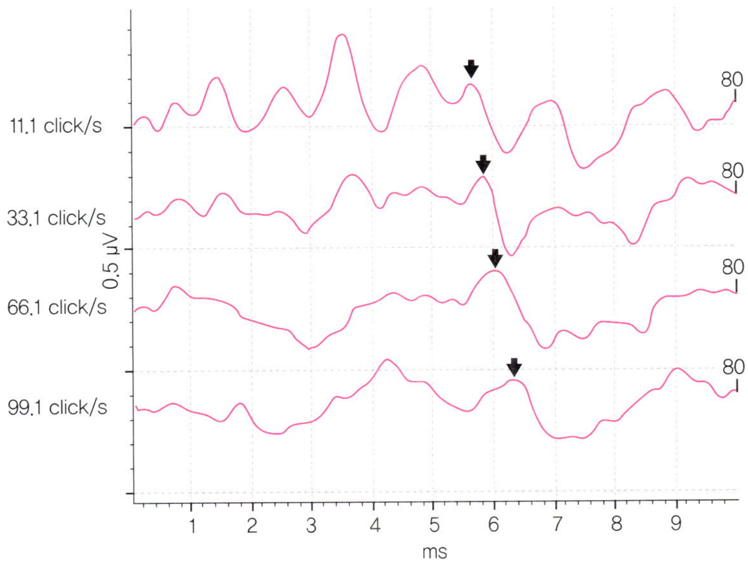

그림 3-7. 자극음 빈도에 따른 청각유발반응의 파형 변화

자극 빈도가 20/sec 이내로 자극 간격이 충분한 경우에는 자극 간격에 따른 파형의 변화가 미세하다. 그러나 80~90/sec로 자극 간격이 좁아지면 파형이 작아지고, 잠복기가 길어진다.

⑥ 차폐

클릭음은 매우 짧은 지속시간을 갖기 때문에 성인에게서 양귀사이감쇠(interaural attenuations)는 65 dB 정도로 높아서 차폐가 필요한 경우가 적다. 그러나 양귀사이 문턱값의 차이가 이보다 클 때에는 자극강도에서 양귀감쇠지수 65를 빼고, 예비잡음량(safety margin) 10을 더한 잡음량을 반대 측 귀에 자극한다. 사용되는 차폐음은 넓은 주파수 범위를 가지는 것이 좋으며, 20~10,000 Hz의 광대역 잡음(broadband noise)이 널리 사용되고 있다. 이외 백색잡음(white noise)이나 1,000 Hz이하가 배제된 고역통과잡음(high pass noise) 등도 사용된다.

(3) 기록변수

전극의 배치 및 기록위치, 필터, 증폭기, 평균가산 등의 기록조건에 따라 검사 결과가 달라진다.

① 기록시간

유발전위의 기록시간은 음자극 후 발생한 전위를 기록하는 시간이다. 정상 성인의 경우 충분한 자극음 강도에서 V파의 잠복기는 약 5.5~6.0 msec이다. 병변 또는 낮은 자극강도 등의 경우에는 V파의 잠복기가 길어지기 때문에 충분한 시간(10 msec 이상) 동안 기록해야 한다. 또한 소리 자극 이전부터 기록을 하거나, 자극 빈도를 높여 줄 경우에는 2~5 msec 기록을 연장해야 한다.

② 전극의 종류 및 부착 위치

청각뇌줄기반응 검사의 전극은 형태와 재질에 따라 디스크형, 이어클립(earclip)형, 스킨스테플러(skin-staple)형, 외이도(ear canal)형, 고막형 등이 있다.

디스크형은 전극의 중앙에 2 mm의 구멍이 있고 외부 직경이 4~10 mm인 돔 형태로 전기전도성이 높은 금속 재질로 된 디스크 표면에는 금, 은, 주석, 백금 등이 도포되어 있으며, 염화은이 도포된 것을 많이 사용하고 있다. 이어클립(earclip)형은 두 개의 디스크형 전극에 스프링을 장치하여 귓바퀴를 물 수 있게 설계된 것으로, 헤드폰을 쓰면 유양돌기에 닿아 귓바퀴뿐만 아니라 유양돌기의 전위도 기록되어 I파의 진폭이 증강되는 장점이 있다. 외이도형과 고막형은 전기달팽이도검사에서 비침습적으로 사용할 수 있도록 설계된 것으로, 디스크형에 비하여 I파의 진폭이 커지고 전기달팽이도검사와 청각뇌줄기반응을 동시에 시행할 수 있다.

전극의 부착위치는 두정부(central zero)를 Cz, 전두정중부(frontal pole zero)를 Fz, 좌우측 귓바퀴를 A_1, A_2, 좌우 측 유양돌기를 M_1, M_2 등으로 하는 국제전극배치법(10-20 international electrode system)을 기준으로 하고 있다(표 3-2). 부착된 전극을 전극상자에 연결하는 방법에 따라 파형의 위상이 바뀌게 되는데, 청각뇌줄기반응에서는 활동전극(active or non-inverting electrode)을 일반적으로 Cz에 연결하나 검사의 편의를 위하여 Fz에 연결하기도 하며, 기준전극(reference or inverting electrode)은 검사 측 귓바퀴(A_1 혹은 A_2)에, 접지전극(ground electrode)은 채널 수에 따라 반대 측 귓바퀴(A_1 혹은 A_2)나 Fpz에 각각 연결한다. 부착된 전극의 저항은 충분히 낮고 일정하게 유지하여야 하는데, 모든 전극의 저항은 3 kΩ 이하가 적당하고 최대 5 kΩ을 넘지 않아야 한다(그림 3-8~10).

- 전극
  - 기록전극: 양귓불(A_1, A_2) 또는 꼭지돌기(mastoid: M_1, M_2)
  - 기준전극: 중심부(Cz)
  - 접지전극: Fpz

*각 전극의 임피던스는 5 kΩ 이하로 유지

표 3-2. 청각뇌줄기반응 전극부착 부위

채널 몽타주	기록전극	기준전극
채널 1	A_1(M_1)	Cz
채널 2	A_2(M_2)	Cz
접지전극	Fpz	

* 두 개의 채널을 통해 자극하는 동측 및 반대측의 파형을 함께 기록한다.

③ 증폭기

증폭기에서 증폭시키는 정도는 대개 10만 배 정도가 사용되고 있으며, 10의 배수 단위나 대수 단위로 표현한다.

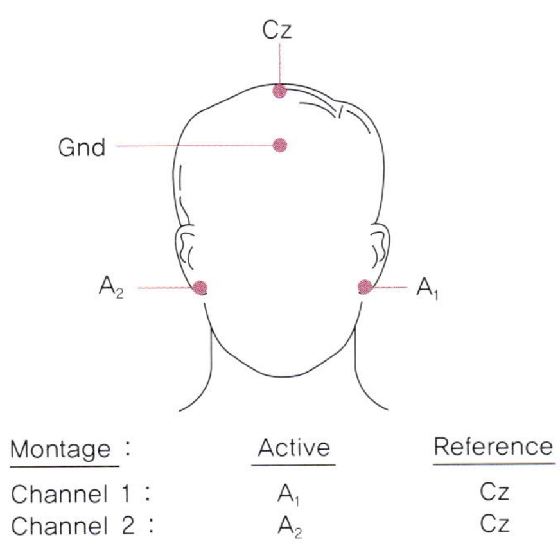

그림 3-8. 청각뇌줄기반응의 전극부착

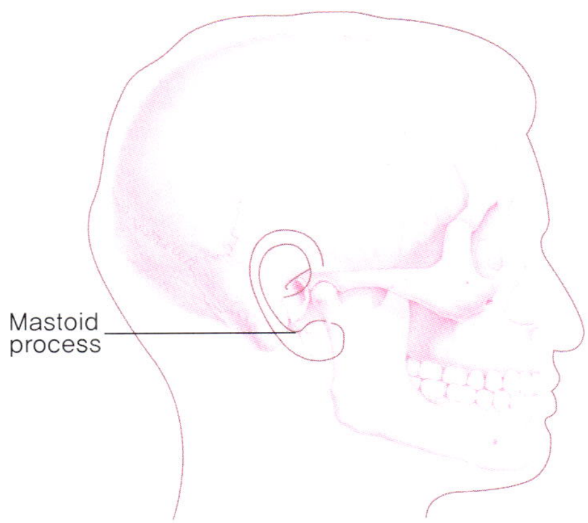

그림 3-9. 꼭지돌기
(M_1 : mastoid 1, M_2 : mastoid 2)

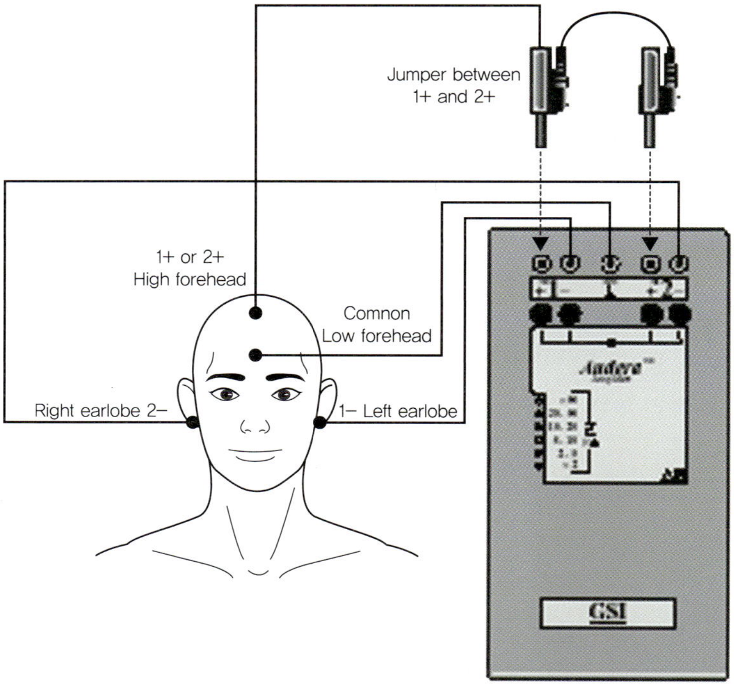

그림 3-10. 청각뇌줄기반응(ABR) 전극위치

④ 필터

청각뇌줄기검사에서 고역통과 감쇠 주파수는 신생아 난청 선별검사 시에는 10~50 Hz, 그외의 경우에는 50~300 Hz로 한다. 10 Hz 이하에서는 뇌파가 혼입될 수 있고 150 Hz 이상 에서는 유발전위의 손실이 많다.

저역통과 감쇠 주파수를 1,500 Hz로 사용할 경우 파형이 비교적 깨끗하게 관찰되지만, V파의 잠복기가 연장되는 단점이 있어서 일반적으로 3,000 Hz가 사용되며 1,500 Hz 이하로 낮추지 않는다.

⑤ 평균가산

유발전위의 진폭이 잡음의 진폭보다 4배 정도(신호대 잡음비가 4)가 클 때 파형관찰에 이상적이어서 평균가산 처리를 위한 자극 횟수는 2,000회 정도가 적당하다.

3) 결과 해석

(1) 파형의 정상범위

충분한 강자극인 60~95 dB nHL의 자극을 주었을 때 나타나는 I파의 잠복기는 약 1.5~2.0 msec, V파의 잠복기는 약 5.5~6.0 msec, I~V파 간 잠복기는 약 4.0 msec 이며, I파는 진폭은 0.25~0.35 μV, V파의 진폭은 0.50 uV, V/I파 진폭비는 약 1.5~2.0이다.

실제 검사의 세팅의 예

(1) 자극변수
- 자극음: 클릭음
- 자극음 길이: 100 μsec
- 자극 횟수: 11.3/sec(7~20)
- 극성: 희박상 혹은 교대상
- 자극강도: 10~90 dB nHL in 10 dB step(site of lesion testing 때는 70~90 dB nHL)
- 변환기: TDH-39(ER-3A)
- 차폐: (두 귀 사이의 청력 차이가 65 dB 이상일 때) 50 dB 광대역 잡음

(2) 기록변수
- 증폭: 100,000
- 전극 부착 부위: Cz(또는 Fz) to A_1, A_2(또는 Fpz) 접지
- Filter setting: 100~3,000 Hz
- Notch filter: out 또는 in
- Filter slopes: 6 dB/octave
- 분석기간: 10 msec(삽입송화기의 경우 12~15 msec)
- 반복횟수(Number of sweeps): 1,024(최소 500 이상); two replications

(2) 영향을 미치는 요소

연령: 출생 직후 신생아의 청각뇌줄기반응은 I, III, V파만 기록되고, I파의 진폭은 V파의 진폭과 비슷하거나 더 크다. 그리고 I, III, V파의 잠복기와 I~V, I~lII 파간잠복기는 정상 성인의 기준치보다 길다.

생후 2년 동안 잠복기와 파간잠복기는 짧아지고, I, IV파는 점점 뚜렷해지며 V파의 진폭도증가해 정상 성인의 기준치에 이른다. 반면에 I파의 잠복기는 생후 6주경에 성인 수준에 이른다고 알려져 있다.

- 성별: 성인의 경우 남성은 III~V 파간잠복기(IPL III–V)와 I~V 파간잠복기(IPL I–V)가 여성보다 0.12~0.3 msec 길며, III, IV, V파의 진폭이 상대적으로 낮다고 알려져 있다.
- 체온: 체온이 낮아지면 신경전도가 지연되며, 전위가 감소하게 된다. 따라서 체온이 떨어지면 청각뇌줄기반응파의 잠복기가 길어지고 진폭이 작아진다. 정상체온에서 1°C 낮아지면 I~V 파간잠복기는 0.2 msec 길어지며, 1°C 높아지면 0.15 msec씩 짧아진다.

(3) 청력문턱값평가

① 배경잡파 및 평균가산(Background noise and averaging sweeps)

배경잡파의 정도는 청각뇌줄기반응 문턱값 측정에 큰 영향을 미쳐 정상 청력(S)이나 전도난청의 경우 청력문턱값는 실제 문턱값에 비해 성인에게서 5~10 dB, 소아에게서 10~20 dB 높게 나타난다. 따라서 낮은 유발전위와 높은 배경잡파가 문턱값측정에 부정적 영향을 미치며, 각 청각검사실에서는 최적으로 결정된 고정된 측정변수(protocol)하에 검사를 시행하여야 한다.

② 시간적 통합(temporal integration) 능력

청각뇌줄기반응은 짧은 자극음을 사용하므로 긴 순음을 사용하는 순음청력검사에 비하여 문턱값이 상승한다. 지속시간이 1 sec인 자극음에 비해 지속 시간이 1 msec인 경우 문턱값이 정상인에게서 약 25 dB 상승한다. 이러한 음의 지속시간이 길고 짧은 음 펄스(tone pulse) 사이의 문턱값상이(역치상이)를 시간적 통합(temporal integration) 능력이라 한다. 청각뇌줄기반응 자극음의 경우 25~35 dB peSPL을 0 dB nHL로 정함으로써 이를 보정할 수 있다.

③ 문턱값의 측정

청각뇌줄기반응은 V파의 반응문턱값을 통해 청력문턱값을 평가할 수 있어 유·소아, 협조가 곤란한 피검자, 위난청자의 청력검사에 임상적으로 널리 이용되고 있으며, 난청의 유형 감별에도 도움이 된다. 일반적으로 클릭음을 이용한 청각뇌줄기반응 문턱값은 순음청력검사를 통해 얻은 2 kHz와 4 kHz의 문턱값의 평균, 또는 1~4 kHz 문턱값의 평균과 상관관계가 높다. 청각뇌줄기반응의 문턱값은 순음청력검사에서 수평형의 청력도를 보이는 경우 청력문턱값보다 성인에게서 5~10 dB, 소아에게서 10~20 dB 정도 높게 나타난다.

고음역의 평균 청력문턱값과 청각뇌줄기반응의 문턱값 사이의 상관관계는 대략 PTA = 0.6 × ABR 문턱값 (PTA = 1 kHz + 2 kHz + 4 kHz/3) 정도로 나타난다.

4) 임상 적용

(1) 달팽이뒤(후미로)성 병변 진단

난청 유형에 따라 청각뇌줄기반응의 문턱값을 상승시킬 뿐 아니라 잠복기와 진폭을 변화시킨다. 전도난청은 내이로의 음전도 장애로 인한 것으로, 청각뇌줄기반응에서 자극음 강도가 감소되는 영향을 미쳐 모든 파의 진폭이 작아지고 잠복시간은 연장되나 파간잠복기는 정상범위를 벗어나지 않는다. 미로난청(labyrinthine deafness)의 경우 문턱값상 강자극 시 I파의 잠복기가 연장되고 V파의 잠복기는 미세하게 연장되어 I~V 파간잠복기는 오히려 단축된다. 또한 문턱값 근처에서는 점증현상으로 자극 강도의 증가에 비해 V파의 잠복기가 현저하게 짧아진다.

달팽이뒤난청(retrocochlear hearing loss)은 파형이 다양하게 나타나며, 각 파를 뚜렷이 구분하기 어려운 경우가 많고 파간 잠복기의 변화가 크다. 달팽이뒤성 병변을 진단하는 청각뇌줄기반응의 진단 기준은 연구자마다 다양하며, 일반적으로 사용되는 기준들은 다음과 같다.

- 청각뇌줄기반응의 모든 파형 소실
- I파의 잠복기가 길어져 있으며 이후의 모든 파형이 소실
- V파의 잠복기가 정상 잠복기 표준편차의 2.5배를 벗어나거나, 절대치가 6.2 msec보다 긴경우
- V파의 ILD가 0.3 또는 0.4보다 큰 경우

- I~V 파간잠복기가 비정상적으로 연장된 경우(4.5 msec 이상)
- I~V 파간잠복기의 양이 간 차이가 0.3 msec 이상 차이가 나는 경우

(2) 신생아 청각선별검사

청각뇌줄기반응은 신생아 청각선별검사에 귀음향방사와 함께 자동적으로 반응을 잡아내는 자동청각뇌줄기반응(Automated ABR)에 널리 이용되고 있다. 모든 신생아에게 검사를 시행하는 것은 권하지 않지만, 난청의 가족력, 주산기 감염, 외이기형, 미숙아, 고빌리루빈혈증, 세균성 뇌막염, 출생 시 심한 질식 등이 있는 경우에는 청각뇌줄기반응을 3개월 이내에 시행하는 것을 권장하고 있다.

3. 청각지속반응(Auditory steady-state response) 검사

1) 검사의 개요

청각지속반응(auditory steady-state response, ASSR) 주파수 특이적인 청력문턱값을 제공하고, 지속적인 자극음을 사용하므로 톤버스트(tone burst) 음이나 클릭음을 이용했을 때보다 높은 자극수준(higher stimulus level)을 얻을 수 있어 120 dB HL까지 검사가 가능하다. 또한 지속적인 자극음으로 주파수와 자극음에 대한 교정(verification)이 쉽고 정확하다. 70 Hz 이상의 변조 주파수를 이용할 경우 수면에 영향을 받지 않으며, 컴퓨터에서 분석되는 자동화된 문턱값 측정방식으로 비숙련자도 검사하기 용이한 장점이 있다.

반면, 청각뇌줄기반응보다는 반응의 강도가 크지 않기 때문에 주위 소음과 전기적인 잡파(artifact)를 잘 차단하는 것이 중요하며, 현재까지는 청각지속반응과 순음청력검사의 문턱값 사이에는 난청의 정도와 주파수에 따라 차이가 나는 경우도 있어 해석에 주의를 요한다.

(1) 청각지속반응의 자극음

청성유발반응에 사용하는 자극음으로는 주파수 특이성이 없는 클릭음 등과 같은 광대역 자극 음과 주파수 특이성이 있는 여과된 클릭음(filtered click), 톤버스트, 순음, 대역제한 처프음(band-limited chirp) 등이 있으나 청각지속반응에서 주로 사용되는 자극음으로는 진폭(amplitude)이나 주파수(frequency)가 변조(modulation)된 소리를 이용하며 반송주파수(carrier frequency)에 의해 자극주파수가 정해진다.

진폭변조(amplitude modulation, AM)는 음의 강도를 0 dB HL에서 50 dB HL까지 주기적으로 변화시켜 자극하는 것이고, 주파수변조(frequency modulation, FM)는 순음에 90 HZ의 속도로 자극을 변화시키는 것이고, 혼합변조(mixed modulation, MM)는 진폭변조와 주파수변조를 함께 하는 것이다. 90 Hz의 변조 주파수는 소리자극에 대해 약 11 ms마다 유발반응이 나타난다.

청각지속반응의 자극음은 변조 주파수에 따라 유발전위의 발생 위치가 달라지는데, 변조 주파수가 40 Hz보다 낮을수록 청각피질에서 반응을 나타내며 70 Hz 이상에서는 피질하반응(subcortical response)으로 청각뇌줄기반응처럼 주로 뇌간에서의 반응을 나타낸다.

변조 주파수가 70 Hz보다 빠를 경우에 수면에 영향을 적게 받으며, 유아도 측정이 가능하고 동시에 여러 자극음으로 검사할 수 있어, 40 Hz에서보다 장점을 가진다. 청각지속반응은 변조 주파수가 낮을수록 주파수 특이성은 향상되며 변조 주파수가 커질수록 반응의 진폭은 감소하지만 신호 대 잡음비는 증가하는 특징이 있다. 몇 개의 다른 주파수를 각각 다른 변조 주파수를 이용하여 다발성 동시 자극에 의한 청각지속반응(Multiple ASSR)을 검사할 수 있으며, 이런 다발성 동시 자극에 의한 측정방식은 단자극(single response)에 비하여 동시에 여러 자극음으로 검사할 수 있어 측정 시간을 단축시키는 장점을 가지고 있다. 청각지속반응은 직접 골전도 변환기(transducer)를 이마나 꼭지돌기 부위에서 자극하는 방법으로 뼈전도청력문턱값을 검사할 수 있다. 80~100 Hz 반응에서의 뼈전도청력문턱값은 골전도 행동적치보다는 10 dB 정도 높게 나온다. 검사 시 주의할 점은 뼈진동기에 의해 발생하는 전달경로에 의한 전기적 잡파(artifact)가 발생할 수 있어 차폐잡음을 사용 시 제거할 수 있으나 추가적인 검사가 필요로 한다.

2) 검사방법

(1) 검사 전 유의사항

피검자는 편안하게 침대에 누워 안정된 상태에서 측정을 해야 하며 검사 시 주위를 어둡게 해서 수면을 유도해도 된다. 반응 뇌파의 크기가 청각뇌줄기반응보다 작기 때문에 소음을 차폐하고 컴퓨터 같은 전기기기는 멀리 떨어지게 하여 물리적, 전기적 잡파를 줄이는 것이 중요하다.

(2) 전극 위치

AUDERA™처럼 한 번에 한 가지 자극음을 검사하는 기계는 활성전극(active electrode, positive)을 천문(fontanelle)보다는 아래쪽으로 될 수 있는 한 높은 이마 부분(high forehead, Fz)에, 기준전극(reference electrode, negative)을 검사 측 유양돌기(A1, A2)에, 접지전극(ground electrode, common)은 눈썹을 피한 미간(FPz) 부위에 부착한다.

MASTERII™처럼 양측 귀를 동시에 자극할 경우에는 활성전극을 천문보다는 아래쪽으로 될 수 있는 한 높은 이마 부분에, 기준전극을 목 뒤에, 접지전극은 어깨나 다른 전극과 4 cm 떨어진 부위에 부착한다. 전극의 저항치는 5.0 kΩ 이하가 되어야 하고 양쪽 전극의 차이가 2.0 kΩ 이하가 되게 한다.

(3) 자극 소리

- 변조 주파수(modulation frequency): 대부분 측정기계 내부에 기본 변조 주파수가 정해져 있어

기본 변조 주파수를 사용할 수도 있고 검사자가 조정할 수 있다. 변조 주파수(반송주파수)를 단회자극 검사에서는 74 Hz(500Hz), 81 Hz(1,000 Hz), 88 Hz(2,000 Hz), 95 Hz(4,000 Hz)로 할 수도 있고, 소아에게는 우측 위 88 Hz(500 Hz), 80 Hz(1,000 Hz), 96 Hz(2,000 Hz), 92 Hz(4,000 Hz), 좌측 귀 90 Hz(500 Hz), 82 Hz(1,000 Hz), 98 Hz(2,000 Hz), 94 Hz(4,000 Hz)로 할 수도 있다.

- 반송주파수(carrier frequency): 반송주파수에 따라 측정주파수가 결정된다. 250 Hz에서 8,000 Hz까지의 자극음을 생성할 수 있으며 일반적으로 500 Hz, 1,000 Hz, 2,000 Hz, 4,000 Hz의 네 가지 자극음을 사용한다.

(4) 자극 강도

측정장비의 제조사에 따라 자동화되어 있어 초기 설정이 다를 수 있지만, 초기 피검자의 청력을 모를 때는 50 dB HL에서 시작하며 10 dB단위로 증감한다. 지속적인 자극음을 사용하기 때문에 120 dB HL까지 측정 가능하나, 양측이나 복수자극으로 검사할 때 80 dB HL 이상에 서는 너무 장시간 검사를 피해야 한다. 측정오차를 줄이기 위해서는 측정기계에 대한 주기적인 보정(calibration)이 꼭 필요하다.

(5) 필터(Filter)

일반적으로 고역통과필터(high–pass filter)는 3 Hz에서 10 Hz로, 저역통과필터(low–pass filter)는 1,500 Hz에서 2,000 Hz로 3Hz에서 1,500 Hz 사이의 대역필터(band–pass filter)를 사용하지만 대부분 기계 가체에 정해진 수치를 권장한다.

3) 결과 해석

청각지속반응검사의 목적은 순음청력검사가 어려운 환자에서 청력문턱값을 측정하는 것으로 청각뇌줄기반응과 더불어 현재 임상에서 가장 많이 이용하는 청성유발반응 검사로 자리 잡고 있다.

청각지속반응은 검사하는 컴퓨터에서 분석되어 문턱값이 표시되므로 비숙련자도 쉽게 검사와 분석을 할 수 있는 장점이 있다.

청각지속반응은 검사–재검사 신뢰도가 높게 보고되었고, 정상인을 대상으로 한 검사에서 순음청력검사와의 문턱값 차이가 단자극 검사에서는 –3.7~14 dB, 다자극(multiple stimulation) 검사에서는 4~17 dB 정도의 차이를 보여, 신뢰할 만한 청력문턱값 결과를 보인다고 확인되었다.

난청 성인 환자를 대상으로 한 연구에서도 순음청력검사와 비교하여 8~13 dB 정도로 신뢰성있는 검사임이 증명되었다. 또한 높은 주파수 특이성을 가지고 있으며 높은 강도인 120 dB HL 까지 문턱값을 검사할 수 있고, 소아도 검사할 수 있는 장점을 가지고 있다. 하지만 소아를 대상으로 한 검사에서는 주의를 요하는데, 소아의 경우에는 방음부스에서 측정이 이루어져야 하며 충분한 측정 시간을 가져야 한다. 나이가 어린 소아일수록 청력문턱값이 10~15 dB 정도 높게나올 수 있다. 특히 신생아나 조산아인 경우 문턱값이 높게 나오는 경향이 있다.

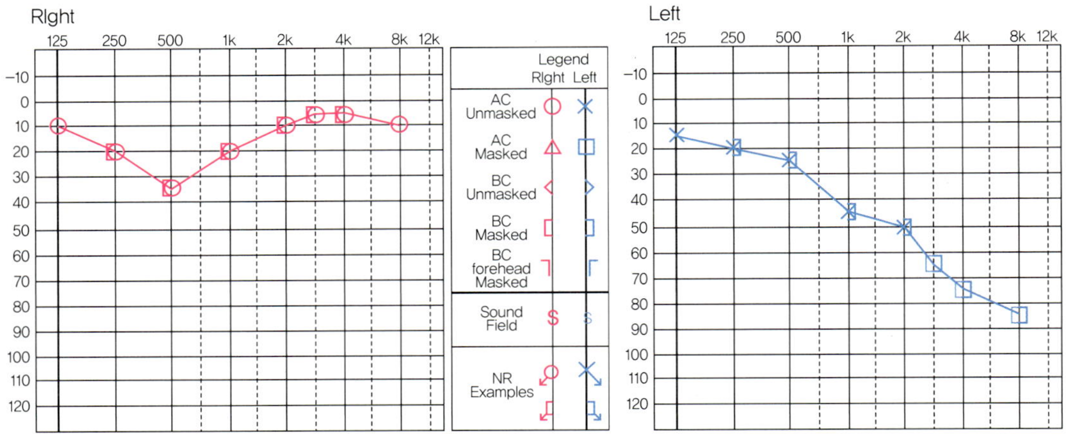

A. 순음청력검사 결과

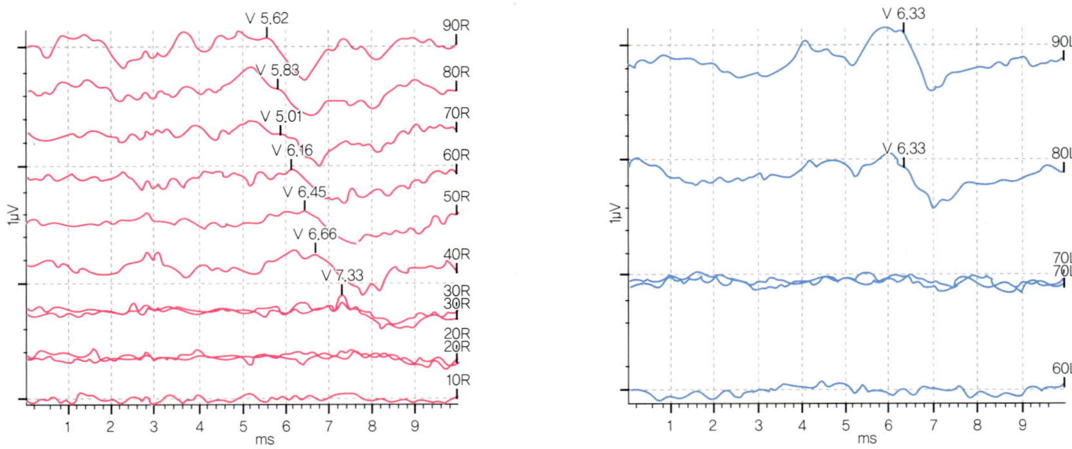

B. ABR 검사 결과

그림 3-11. 동일한 사람에서의 순음청력검사(PTA), 청각뇌줄기반응(ABR), 청각지속반응(ASSR) 결과 비교(계속)

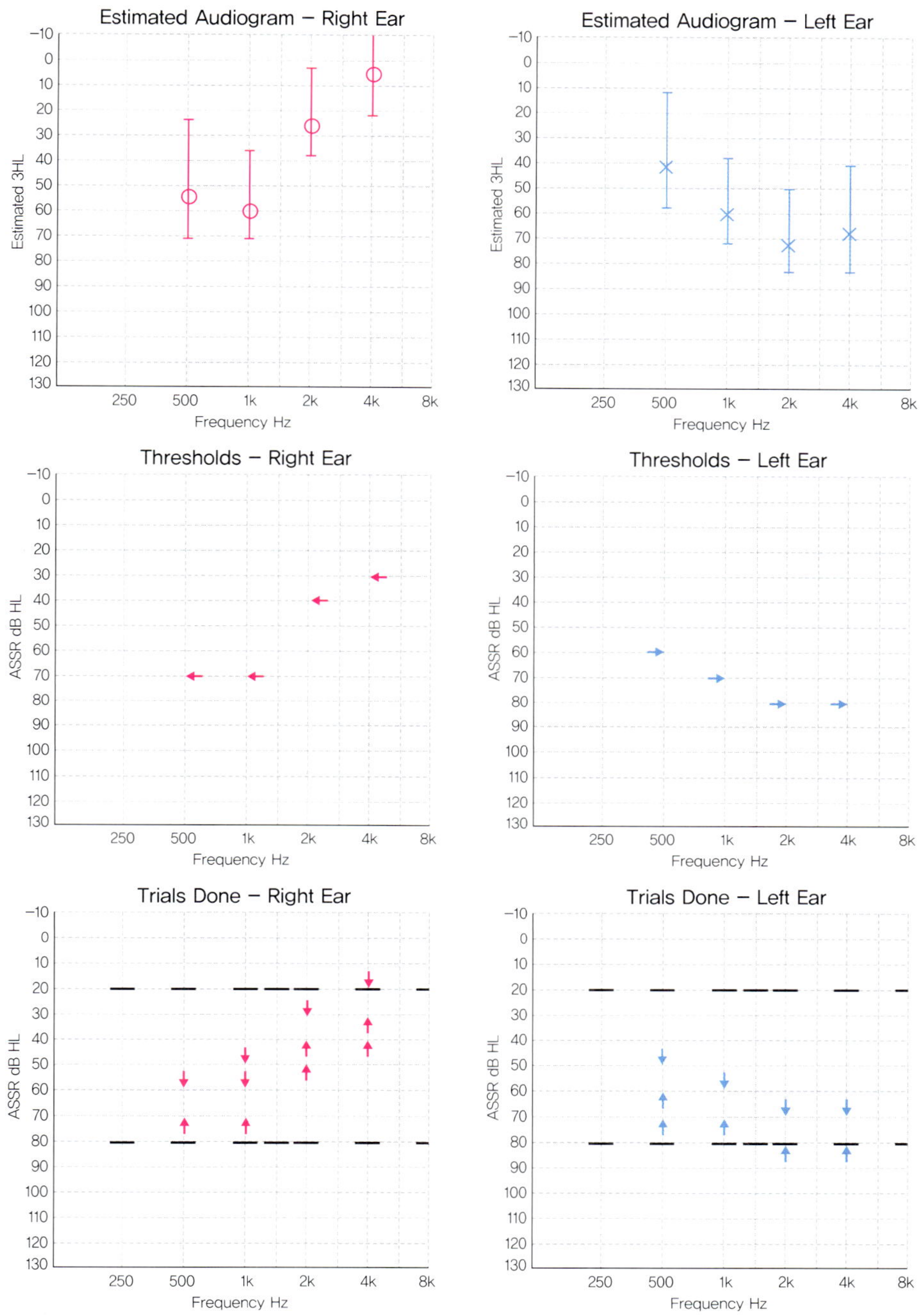

C. ASSR 검사 결과

그림 3-11. 동일한 사람에서의 순음청력검사(PTA), 청각뇌줄기반응(ABR), 청각지속반응(ASSR) 결과 비교

A. PTA 검사 결과: PTA 문턱값 평균 Rt.17dB Lt. 48dB

B. ABR 검사 결과: ABR 문턱값 Rt. 30dB, Lt. 80dB, 순음청력검사에서 수평형의 청력도를 보이는 경우 PTA 청력문턱값보다 5~10 dB 정도 높게 나타난다(p73)고 안내되었지만 심한 ski slope 형태(↗, ↘)의 청력도를 가진 경우에는 10~30dB 차이를 보이기도 한다.

C. ASSR 검사 결과: 첫 번째는 실제 예상되는 청력도 예측 범위, 두 번째는 ASSR 문턱값, 세 번째는 실제 검사 결과. (↑: 검사음에 반응 있는 경우, ↓: 검사음에 반응 없는 경우)

4. 전기달팽이도검사(Electrocochleography)

1) 검사의 개요

전기달팽이도(ECoG)는 소리 자극으로 내이에서 발생하는 청성유발반응의 초기 반응 중 가장먼저 나타나는 반응으로 달팽이와 달팽이신경의 병태에 관하여 상세한 정보를 얻어 손상부위의 진단, 메니에르병의 진단, 돌발난청의 예후 판정 등의 목적으로 실시한다.

검사받지 않는 귀의 차폐(masking)가 필요 없으며, 의식 수준의 변화나 중추로부터의 영향을 거의 받지 않아, 수면 및 전신 마취 시에도 시행이 가능하다. 또한, 반응의 재현성, 민감도(sensitivity)가 다른 유발 반응에 비해 우수하다는 장점이 있다.

(1) 전기달팽이도(ECoG)의 구성 전위

전기달팽이도(ECoG)는 달팽이의 인접한 곳에 전극을 위치시키고 소리를 자극하는 동안 달팽이에서 발생하는 유발전위를 측정하는 방법으로 달팽이확성효과(cochlear microphonics, CM), 가중전위(summating potential, SP), 복합활동전위(compound action potential, AP)의 세 가지 전위를 측정하게 된다.

세 가지 전위 중 가장 먼저 나타나는 CM은 소리 자극이 달팽이에 도달한 후 즉시 나타나는 자극음과 같은 교류 전위로 그 기원은 바깥털세포(외유모세포, outer hair cell)라고 알려져 있다. CM은 저주파 혹은 중간 주파수의 소리 자극으로 바닥막의 변위(displacement) 혹은 왜곡(distortion) 양상을 반영한다. 그러나 자극음에서 나오는 인위적 반응과 구분이 어렵기 때문에 임상적으로 널리 이용되지 않고 있다.

SP는 같은 바깥털세포에서 발생하며 자극음의 지속시간과 일치하여 나타나는 직류 전위로 달팽이 내에서 일어나는 비선형성 왜곡의 축적을 나타내는 복합적 반응이다. 정상 귀에 작은 음을 가할 때 바닥막은 동일한 음전위(negative potential)와 양전위(positive potential)를 나타내지만 강한 음으로 자극하면 고실계단(scala tympani)보다는 중간계단(scala media) 쪽으로 진동되어 음의 SP(–SP)가 나타난다. 대부분의 검사실에서는 응축상(condensation polarity)과 희박상(rarefaction polarity)의 클릭음을 교대로 자극하여 CM을 억제시켜 SP의 검출 및 해석을 용이하게 하고 있다. CM이 교대상 클릭음에 의해 억제되면 더 분명하게 SP를 관찰할 수 있다. 이 SP는 적응현상(adaptation)이 나타나지 않는다.

AP는 달팽이신경섬유의 집합이 동시에 나타나는 활동전위다. 주로 클릭음으로 자극하여 나타나는 AP는 주로 달팽이의 바닥에 있는 내이(청)신경에서 유래한 것으로, 청각뇌줄기반응의 I파에 해당 한다. 이 AP는 SP와 다르게 적응현상이 나타나 자극 속도를 빨리하면 AP의 크기는 작아진다.

AP를 이용하는 검사의 경우는 저주파 영역에서는 주파수 특성이 없다.

(2) 전극의 위치

전극의 위치에 따라 달팽이창법(round window recording), 고실경유법(transtympanic recording), 고실법(tympanic recording), 바깥고실법(extratympanic recording)이 있다. 달팽이창법은 전극이 달팽이와 가장 가까워 좋은 전위를 얻을 수 있으나 전극을 위치시키기 위해서는 마취를 하여야 하기 위해서 수술 중에만 가능하여 많이 쓰이지 않는다.

고실경유법은 고막을 통하여 중이 내벽에 있는 곶(갑각, promontory)에 전극을 위치시키는 방법으로 전위가 크고, SP의 검출 및 해석이 쉽고, 재현성이 좋으며, 통증이 적다. 그러나 부분 마취가 필요한 단점이 있다. 고실경유법은 침습적이며, 유·소아와 같이 피검자의 협조가 없을 경우전신마취 혹은 잠을 재워야 가능하다.

고실법이나 외이도법 같은 바깥고실법은 마취와 특별한 술기가 필요 없는 비침습적 방법이지만 외이도나 고막의 통증을 호소할 수 있으며, 전위가 작고, 재현성이 좋지 않으며, SP의 검출이 어렵다는 단점이 있다. Silver ball 전극, Coat 전극, HN-5, Tymptrode 등이 고막 혹은 고막 바깥에 설치하는 전극으로 개발되어 있다.

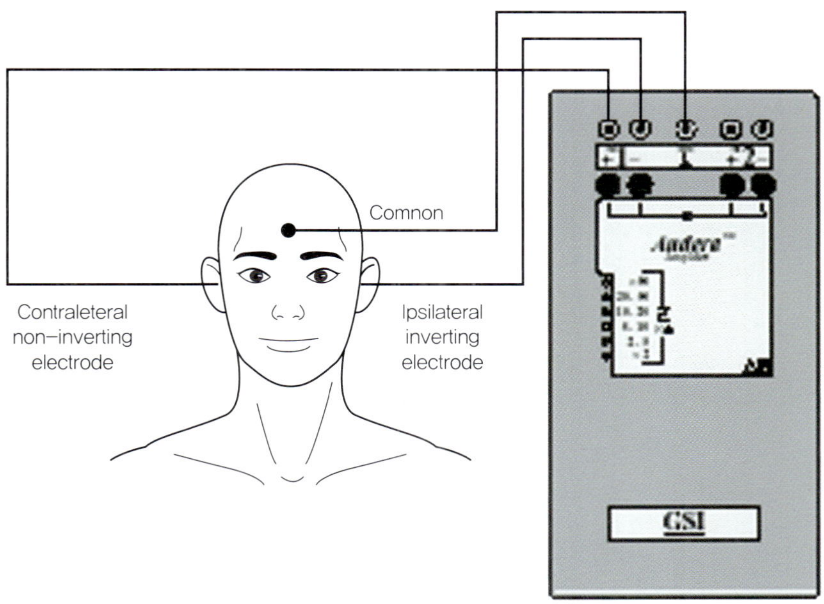

그림 3-12. 전기달팽이도(ECoG) 전극 위치

2) 검사방법

(1) 검사 전 피검자의 준비

방음실 내에서 바로 편안히 눕게 한다. 유·소아의 경우는 진정제나 수면제가 필요하지만 성인인 경우는 진정제를 투여할 필요가 없다.

(2) 전극 부착 방법

고실경유법은 고막을 엠라(EMLA, 국소마취제) 크림이나 95% 페놀, 4~10% xylocaine을 이용하여 부분마취를 한 후 바늘전극(needle electrode)을 설치한다. 전극은 오른쪽 고막인 경우 고막의 배꼽(제, umbo)과 고막섬유고리(fibrous annulus)의 7시 방향을 연결하는 선상의 중간점을 찌르면 전극은 고실 갑각(promontory)에 위치하게 된다. HN-5, Tymptrode, Coat 전극 같은 고실법이나 바깥고실법을 쓰는 경우는 고막과 외이도를 깨끗이 한 후 뇌파검사를 할 때 사용하는 접착물질을 이용하여 접착시킨다. 이때 통증이 있을 수 있으므로 고막과 외이도를잘 보면서 다치지 않도록 하여 접착시킨다. 두 방법 모두 기준전극(reference electrode)은 귓바퀴나 귓바퀴 후부 유양돌기 부위, 접지전극(ground electrode)은 두정부 혹은 비근부(nasal root)에 접착시킨다.

(3) 소리 자극

임상에서 가장 많이 쓰이는 자극음은 광대역 클릭음(broadband click)이나 톤버스트(tone burst)를 이용하기도 한다. 광대역 클릭음은 100 msec electrical pulse, 톤버스 트음은 2 msec 상승/하강, 5~10

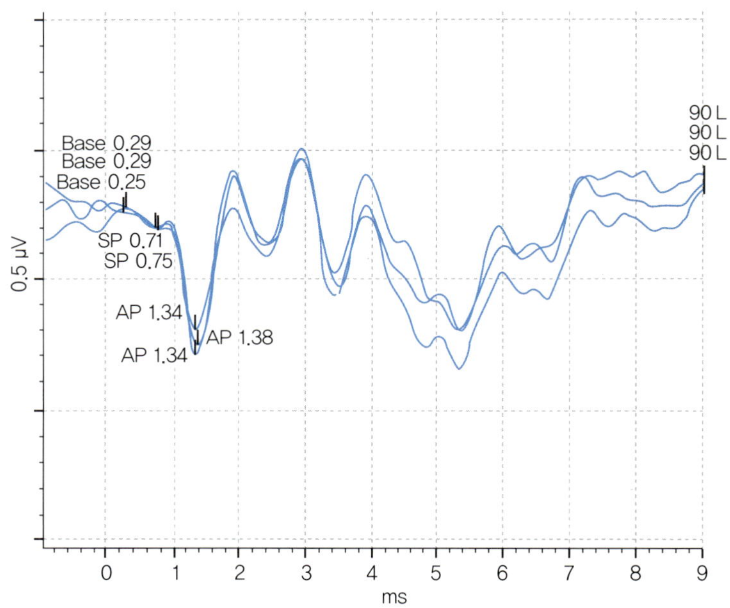

Chart 1 – Measurements

Trace	Ear	Stim Level	SP Amplitude	AP Amplitude	SP/AP Ratio
L, Click, 90dB nHL, ±, 9.1, T5 [11]	Left	90.0dB nHL	0.09 µV	0.58 µV	0.15
L, Click, 90dB nHL, ±, 9.1, T6 [14]	Left	90.0dB nHL	0.08 µV	0.53 µV	0.15
L, Click, 90dB nHL, ±, 9.1, T7 [12]	Left	90.0dB nHL	0.06 µV	0.46 µV	0.12

그림 3-13. 정상 전기달팽이도(ECoG)
SP/AP Ratio 평균 0.14 (고실경유법 SP/AP Ratio 0.37~0.40 미만 정상)

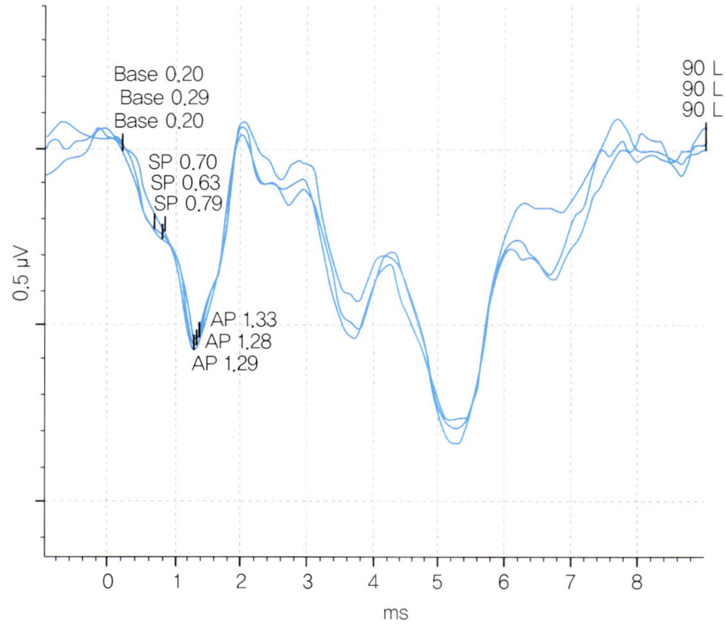

Chart 1 – Measurements

Trace	Ear	Stim Level	SP Amplitude	AP Amplitude	SP/AP Ratio
L, CLK, 90dB nHL, ±, 9.1, T3 [4]	Left	90.0dB nHL	0.23 μV	0.54 μV	0.43
L, CLK, 90dB nHL, ±, 9.1, T1 [5]	Left	90.0dB nHL	0.26 μV	0.58 μV	0.46
L, CLK, 90dB nHL, ±, 9.1, T2 [1]	Left	90.0dB nHL	0.22 μV	0.55 μV	0.41

그림 3-14. 비정상 전기달팽이도(ECoG)
SP/AP Ratio 평균 0.43 (고실경유법 SP/AP Ratio 0.37~0.40 이상 속림프수종 의심)

msec의 지속시간을 가진 음을 사용한다. 음의 강도의 단위는 dB HL 또는 pe SPL(peak equivalent sound pressure level)을 사용한다. 광대역 클릭음의 0 dB HL은 약 30 dB pe SPL의 크기이다. 소리 자극은 10~30회/초의 빈도로 자극한다.

(4) 기록 조건

가산횟수는 바깥고실법의 경우 1,000~2,000회, 고실법의 경우 500~1,500회, 고실경유법의 경우 100~200회 정도이다. 기록용 필터 대역은 0.3~3,000 Hz를 사용한다. 성분의 명칭은 SP, CM, AP 등으로 표시된다. 잠복기가 대개 5 msec이내이며, 진폭은 경고실법은 1~15 μV, 고실외법은 1 μV 정도다.

3) 결과 해석

전기달팽이도는 교대상 클릭음을 이용하여 CM을 억제시켜 SP의 검출을 용이하게 하고 있다. 일반적으로 고실경유법으로 얻은 전기달팽이도의 활동전위는 청력문턱값상 5~10 dB에서 나타나기 시작하여 자극음의 강도가 증가함에 따라 활동전위의 진폭이 커지며, 반대로 잠복기는 짧아지는 변화를 보인다. 따라서 정상인에게서 전기달팽이도는 자극강도가 클수록 SP와 AP의 검출이 쉽다.

임상적으로 가장 의미가 있는 AP에 대한 SP의 비율, 즉 SP/AP는 동일한 자극강도에서 자극속도(reaction rate)가 매초 10번인 경우 가장 적으며, 같은 자극속도(10회/sec)에서는 자극강도가 클수록 가장 크다. 따라서 AP의 진폭이 가장 큰 매초 10회의 자극에서 87 dB 혹은 그이상의 자극강도에서 AP의 진폭이 크며, SP의 검출이 용이하여 임상적으로 의의 있는 전기와 우도를 얻을 수 있다.

4) 임상 적용

(1) 속림프수종(내림프수종)의 진단

메니에르병은 달팽이 속림프수종에 의해 어지럼, 이충만감, 귀울림(이명), 청력 저하 등의 증상을 유발하는 질환이며, 전기달팽이도검사에서 두드러진 음의 SP의 특징적인 소견을 보인다.

SP와 AP의 진폭은 개체 간의 차이, 자극음의 종류, 전극의 위치에 따라 차이가 있기 때문에 SP/AP가 가장 믿을 수 있는 소견으로 검사실에 따라 차이가 있으나 정상군은 0.23~0.27이며 고실경유법 전기달팽이도(ECoG)의 경우 0.37~0.40 이상이면 속림프수종으로 진단할 수 있다. 이외에도 AP 잠복기의 연장, positive SP 등도 속림프수종에서 나타날 수 있다.

(2) 난청

털세포의 광범위한 소실은 고도의 난청을 유발하며 전기달팽이도는 높은 자극강도에서 AP파가 소실되고, 경도의 털세포의 소실은 다양한 수준의 AP문턱값 상승을 보일 수 있다. 이는 행동청력검사나 어음청력검사 시 협조가 어려운 소아의 고도 난청을 진단하는 데 도움이 될 수 있다.

5. 전정유발근전위(Vestibular evoked myogenic potentials) 검사

1) 검사개요

전정유발근전위(vestibular evoked myogenic potentials, VEMPs)검사는 이석 기능의 평가를 위해 널리 이용되고 있다.

(1) 경부전정유발근전위(Cervical VEMP, CVEMP)

경부전정유발근전위는 둥근주머니과 아래안뜰신경의 기능을 평가하는 검사로 전정경부반사(vestibulocolic reflex)가 소리 자극에 의하여 구형낭에서 아래안뜰신경, 안뜰신경핵 그리고 더부신경핵을 거쳐 목부위 근육인 목빗근(흉쇄유돌근, sternocleidomastoid muscle)으로 향하는 안뜰척수로를 통하여 작동하는 반응을 반영한다. 경부전정유발근전위는 단일 운동단위가 소리(또는 진동)에 의해 근전도 전기신호가 일시적으로 변동하는 반응을 평가하는 것으로, 신경 유발전위가 동기화되어 합쳐진 청각 뇌줄기반응등 일반적인 유발반응 검사와 다르게 지속적으로 수축하고 있는 근육의 방해작용 또는 억제 작용의 결과물이다.

(2) 눈전정유발전위(Ocular VEMP, OVEMP)

눈전정유발전위는 타원낭, 상전정신경의 기능을 평가하는 검사로 이석-안반사궁(otolithocular reflex)의 경로를 가지고 있어, 경부전정유발근전위와 마찬가지로 안뜰기관의 기능을 평가할 수 있다.

반응의 경로를 살펴보면 소리 및 진동 자극에 의한 신호가 동측 안뜰기관 및 전정핵들을 거쳐 안쪽세로다발(medial longitudinal fasciculus)로 교차한 후에 동안신경핵(oculomotor nucleus)을 지나서 외안근 중 주로 하사근에 도달한다. 따라서 주로 자극의 반대쪽 외안근에서 반응이 측정 된다는 점과 억제성 반응이 아니라 흥분성 반응이라는 점에서 경부전정유발근전위와 구분된다.

2) 검사방법

(1) 경부전정유발근전위

① 검사 전 고려사항

소리자극에 의해 반응하는 구형낭의 기능을 측정하기 때문에 달팽이의 기능장애는 검사에 영향을 주지 않으나, 외이나 중이의 병변은 반응에 영향을 줄 수 있기 때문에 검사 전 반드시 외이나 고막의 이상 여부를 확인해야 한다.

② 자극방법

임상에서 많이 사용하는 것은 클릭음(clicks) 혹은 톤버스트(tone burst) 으로 보통은 90~100 dB nHL 강도의 자극에 의해 안정적인 반응을 얻을 수 있다. 주파수 특이성이 없는 클릭음과달리 톤버스트를 사용할 경우에는 500 Hz 내외의 주파수 영역에서 가장 안정적인 반응을 볼 수 있는데, 이는 구형낭이 소리를 듣는 데 특화된 기관이 아니기 때문에 문턱값이 약 85~95 dB nHL 정도로 높으며, 가장 민감한 영역이 500 Hz 근처이기 때문이다.

톤버스트의 경우 특정한 주파수에 맞춘 진동을 만들어 내기 위해서는 진동 에너지가 점점 증가하는 상승시간(rise time), 진동이 일정하게 유지되는 안정기(plateau), 진동 에너지가 점점 사라지는 하강시간(fall time)등 일정한 시간이 필요하다. 500 Hz 톤버스트는 1초에 5000번 진동이 발생하는 소리

이므로 한 사이클의 진동을 만들기 위해 1/500 sec, 즉 2 msec로 자극음을 구성하는 경우 총 자극 시간은 8 msec이며, 한 사이클 동안 자극음이 커지고, 500 Hz의 일정한 자극음이 두 사이클 재생되며 마지막 한 사이클 동안 자극음이 작아짐을 알 수 있다. 자극의 빈도는 일반적으로 3~7 Hz로 설정하며, 자극음의 크기는 90~100 dB nHL, 반복횟수는 100~256번으로 설정하는 것이 일반적이다.

③ 검사방법

일반적으로 활성전극(active electrode, positive)을 흉쇄유돌근의 중간 혹은 위쪽 1/3 지점에 부착하고, 기준전극(reference electrode, negative)을 흉골 근처나 흉쇄 유돌근의 아래쪽 힘줄(tendon)에, 공통전극(common electrode)을 이마의 정중앙이나 반대 측 흉쇄유돌근 가운데 근처에 부착한다.

검사의 특성상 경부근육이 강하게 수축될수록 진폭이 크고 측정이 잘되기 때문에 눕거나 앉은 자세에서 검사하는 방향의 반대 방향으로 고개를 돌린 상태로 검사를 시행한다. 유의할 점은 흉쇄유돌근의 수축 정도에 따라 경부전정유발근전위의 진폭이 달라지기 때문에 좌우 측정 시 흉쇄유돌근의 수축 정도를 대칭적으로 맞추어 주어야 한다.

(2) 눈전정유발전위

① 검사 전 고려사항

눈전정유발전위는 특징적으로 눈의 주시방향에 따라 반응의 크기가 달라질 수 있음에 주의를 하여야 한다.

② 자극방법

500 Hz 톤버스트를 사용하며 소리의 크기는 100~110 dB nHL, 자극빈도는 5 Hz 전후로 설정한

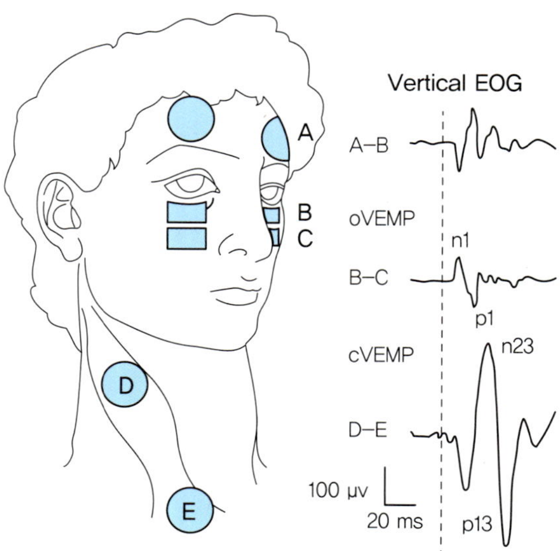

그림 3-15. VEMP 전극 위치

다. Epoch은 50~100 msec, 반복횟수는 100~250번 정도가 적절하다. 진동자극 혹은 뼈전도자극을 사용하는 경우도 흔히 500 Hz 자극을 사용한다.

눈전정유발전위는 경부전정유발근전위에 비하여 진폭이 약 1/10로 작고, 반응이 순수하게 일측에서만 나타나지 않으며 양측에서 동시에 반응이 나타날 수 있다. 그러나 동측 반응은 반대쪽 반응에 비하여 일반적으로 그 크기가 작고 발생률 또한 작은 것으로 알려져 있다.

③ 검사방법

눈전정유발전위의 경우 하사근의 반응을 측정하기 때문에 전극을 눈 아래에 붙이게 된다. 활성전극(+)을 눈 바로 아래 정중선에 맞추어 붙이고, 비활성전극(–)을 그보다 1~3 cm아래 붙인다. 접지전극은 이마 중앙에 붙인다. 외안근전정유발전위는 반대쪽으로 정보가 교차하기 때문에 우측 귀에 자극을 주는 경우전극은 좌측 눈 아래 붙이게 된다.

다양한 주시 방향에 따라 실험을 시행한 결과 눈을 20~30도 위쪽으로 바라보는 경우 진폭이 가장 큰 반응을 얻을 수 있다는 보고가 있다. 따라서 눈을 움직여 주시 방향을 위쪽으로 하는 방법이 흔하게 사용되며, 이외에도 눈은 정면을 주시하되 머리를 숙여 동일한 눈위치를 유지하며 검사를 시행하는 것도 가능하다.

3) 결과 해석

(1) 경부전정유발근전위(CVEMP)

소리자극에 의해 흉쇄유돌근에서 나타나는 전정유발근전위는 초기 파형과 후기 파형으로 구분된다. 초기 파형은 13 msec 내외의 잠복기를 가지는 양전위와 23 msec 내외에서 관찰되는 음전위로 구성되며 각각을 p13과 n23으로 명명한다. 정상적으로 억제성 양전위가 먼저 나타나고, 이어서 흥분성 음전위가 나타난다.

간혹 p13, n23 이후에 n34, p44와 같은 추가파형이 나타나는 경우가 있다. n34, p44는 정상인의 60%에서 나타나며 달팽이에 의한 반응으로 추정된다.

- 진폭(p13–n23 amplitude, 눈전정유발전위: n10–p15 amplitude): 두 peak 사이의 근전위 차이
- 양이 간 진폭차(intermural amplitude difference, IAD): 양쪽 귀의 소리자극에 의해 나타나는 초기 파형의 진폭 차이를 양쪽의 합으로 나는 값

$$IAD= [\ |(\text{우측 진폭}-\text{좌측 진폭})/(\text{우측 진폭}+\text{좌측 진폭})|\times 100\%\ ]$$

- 잠복기(latency, msec): 각각의 peak까지의 시간
- 파간잠복기(interpeak latency: IPS, msec): 두 peak 사이의 잠복기 차이
- 문턱값(threshold): p13n23 또는 n10p15(눈전정유발전위)의 파형이 나올 수 있는 최소자극음의 강도로 정의하며, 검사실마다 고유의 정상치를 기준으로 하여 정상과 비정상을 구분한다.

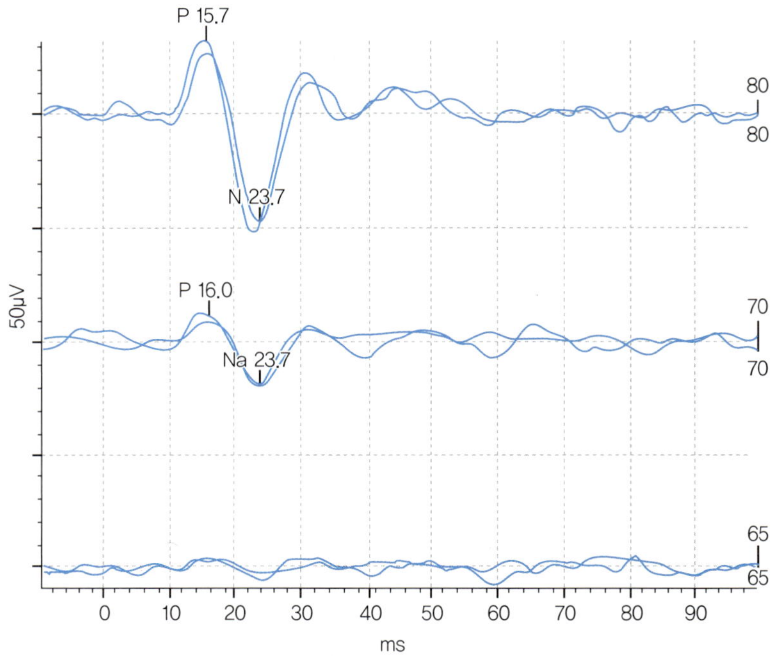

그림 3-16. 정상 전정유발근전도(VEMP)
정상 VEMP : p, n peak가 확실하게 관찰되며, VEMP 문턱값은 70dB 까지 확인 가능하다.

(2) 눈전정유발전위근(OVEMP)

눈전정유발전위의 기본 파형은 10 msec 내외의 잠복기를 가지는 음전위와 15 msec 내외에서 관찰되는 양전위로 구성되며 각각을 n10과 p15으로 명명한다.

정상적으로 흥분성 음전위(negativity or excitation, n10)가 먼저 나타나고, 이어서 억제성 양전위(initial positivity or inhibition, p15)가 나타난다. 이 중 n10은 반대측 타원낭의 기능을 파악하는 중요한 지표이다.

4) 임상 적용

임상에서 안뜰기관을 평가하는 검사도구로서 전정유발근전위검사는 간단한 방법으로 검사가 가능하며 재현성이 있고 검사 도중에 오심이나 구토 등이 일어나지 않아 현재 다양한 전정기능검사의 일부분으로서 널리 이용되고 있다.

현재 전정신경염, 메니에르병, 상반고리뼈관 결손 증후군, 내이(청)신경 종양, 겐타마이신 치료 등 말초성 전정 장애뿐만 아니라 소뇌 및 뇌간의 중추성 전정 장애에도 전정유발근전위의 임상적 유용성이 증명되었다. 단, 나이나 반응을 측정하는 근육의 긴장 여부에 따라 결과가 다양하게 나타날 수 있어 결과해석에는 주의가 필요하다.

6. 귀음향방사(Otoacoustic emissions)

1) 검사개요

귀음향방사(Otoacoustic emissions, OAE)는 자발적 또는 소리자극에 대한 반응으로 생성된 달팽이의 능동적 미세 에너지가 중이와 외이도를 통해 전달되는 음향반응을 측정하는 검사로, 귀음향방사는 털세포의 흥분반응을 일으켜 달팽이증폭기(cochlear amplifier)로 작용하는 음향에 에너지의 진동파를 외이도에 위치한 마이크로폰을 이용해 비침습적으로 측정할 수 있다.

이러한 귀음향방사는 바깥털세포에 대한 특이적 검사로 비침습적이고 조작이 간편하며 짧은 시간에 검사할 수 있어 청각검사의 표준도구 중 하나로서 그리고 난청의 선별검사를 위한 목적으로 유용하게 사용되고 있다.

자발귀음향방사(Spontaneous otoacoustic emissions, SOAE)와 유발귀음향방사(Evoked otoacoustic emissions, EOAE)로 분류되며, EOAE는 일과성음유발귀음향방사(Transient evoked otoacoustic emissions, TEOAE)와 주파수반응귀음향방사(Stimulus frequency otoacoustic emissions, SFOAE), 변조귀음향방사(Distortion product otoacoustic emissions, DPOAE) 3가지로 나눌 수 있다.

① 자발귀음향방사(Spontaneous otoacoustic emissions, SOAE)

자발귀음향방사는 음자극이 없는 상황에서 외이도에서 측정되는 좁은 음대역의 자발적인 음향방사이다. 검사기기의 마이크로폰을 통해 기록된 방사음을 증폭시켜 고속 푸리에 변환(fast fourier transform, FFT)에 의해 분석하며, 외부 음자극이 없는 상태에서 기록되므로 다른 이음 향방사에 비해 더 조용한 장소에서 측정하여야 한다. 25~30 dB 이내의 정상 청력을 가진 사람에서도 50% 정도에서만 발현되므로 임상적으로는 잘 사용되지 않는다.

② 일과성음유발귀음향방사(Transient evoked otoacoustic emissions, TEOAE)

귀에 짧은 소리자극을 주면 얼마간의 잠복기가 지난 후에 방사음이 발생하는 것을 측정할 수 있으며, 현재에도 임상에서 가장 활발히 적용되는 귀음향방사 중 하나이다. 자극음 중 클릭음은 짧은 시간 안에 넓은 음역의 주파수 부위를 검사하기 위하여 사용되며, 짧은 지속 시간을 가지고 있는 톤버스트(tone burst)도 좁은 부위의 주파수대를 평가하는 데 사용된다.

자극의 종류에서 클릭음과 톤핍(tone pip)중 어느 것이 유리한지에 관해서는 많은 의견이 있지만, 자극음의 특성으로 인해 클릭음을 사용하는 경우에는 에너지의 방사가 더 넓은 주파수 대역에 걸쳐서 일어나므로 각각의 주파수에서는 반응의 강도가 낮아지는 경향이 있다. 이를 보정해 주면 클릭음과 톤버스트 자극 시의 반응 강도와 양상을 서로 비슷하다.

일과성음유발귀음향방사는 검사 시에 평균가산 또는 주파수가산을 시행하며, 자극음에 의한 잡파(artifact)를 제거하기 위해 여러 가지 방법을 사용한다. 잠복기가 있어서 소리자극 직후에는 자극음의 흔적(stimulus artifact)이 훨씬 크기 때문에, 자극을 준 후의 처음 몇 msec를 제외하고 평균가산을 시행한다. 평균 가산된 반응은 독립된 두 개의 저장소에 교대로 저장되므로 모니터 상에 두 개의 파형으로 나타나게 되며, 이 두 파형을 서로 비교하면 측정 변수들을 결정할 수 있다.

일과성음유발귀음향방사가 존재하는지를 판단하는 기준은, 선형적으로 높은 자극음에서 포화되는 성질을 보이는 파형이 확인되어야 하고, 뚜렷하게 돌출되는 주파수 특이적인 꼭대기를 보이면서 높은 상호 연관성 혹은 재현성을 보이는 것이다. 귀음향방사의 잠복기는 1~12 msec의 분포를 보이며, 5 msec 정도의 잠복기가 가장 많다. 따라서 분석구간을 2.5~12 msec로 설정하여 측정하며, 자극음의 평균 가산은 보통 260회가 적당하다. 귀음향방사 파형의 주파수 분석을 해 보면 1~4 kHz에서 발견되고, 자극음이 커지면 비선형적 형태로 방사음도 커지며 인접 주파수대로 확대된다.

③ 주파수반응귀음향방사(Stimulus frequency otoacoustic emissions, SFOAE)

일정한 주파수 범위에서 저음에서 고음으로 연속적으로 이동하며 자극하는 순음에 대해 반응하는 귀음향방사를 주파수반응귀음향방사(Stimulus frequency otoacoustic emissions, SFOAE)라 한다. SFOAE는 계속적으로 주파수가 변하는 자극에 대하여 반응의 위상(phase)과 정도(level)가 변하는 것을 감지하며, 이를 위해 락인앰프(lock-in amplifier)라는 장치가 필요하며, 자극음과 음향방사가 동일한 주파수를 가지기 때문에 자극음과 방사음을 구별하는 데 기술적인 어려움으로 다른 유발귀음향방사에 비해 많이 사용되지는 않는다.

④ 변조귀음향방사(Distortion product otoacoustic emissions, DPOAE)

변조귀음향방사(DPOAE)는 서로 다른 순음 자극이 동시에 주어질 때 이에 대한 반응으로 나타나는 방사음을 말한다. 'f1'과 'f2'로 명명되는 두 자극음의 주파수가 서로 적절히 배열되면 달팽이 바닥막에서 나타나는 에너지 방사는 자극음 주변의 다른 여러 주파수 대역(f2-f1, 2f1-f2, 3f1-2f2, 2f2-f1 등)에서 나타나게 되는데 협대역 필터를 이용하여 이를 측정할 수 있다.

DPOAE는 자극음에 대한 화우 바닥막의 운동, 털세포의 수용체전위 강도, 신경세포의 탈분극 빈도 등이 자극음 강도의 증가에 따라 비선형적으로 증가하는 특성을 가지고 있으며, 발생되는 주파수 대역은 수학적으로 mf1±nf2(m, n은 정수)로 표현한다. 사람에게서는 2f1-f2에서의 DPOAE가 가장 크기 때문에 일반적으로 이 주파수 대역(cubic difference tone, CDT) 에서의 귀음향방사를 측정한다.

DPOAE의 강도는 자극음의 특성, 즉 자극음의 주파수와 주파수 비율(frequency separation, f1 및 f2), 자극음 간 강도 차이(level separation, L1 및 l2) 및 자극음의 강도에 크게 영향을 받는다. 주파수 간 간격에서는 f2/f1 비율이 1.2배일 때 가장 큰 반응이 나타나므로 임상적인 설정에서는 기본적으로 이 비율을 사용한다. 주파수 비율이 지나치게 클 경우 바닥막 반응 간의 상호작용이 작아지고 반대로 비율이 너무 작으면 상호 간섭에 의한 상쇄가 일어난다. 또한 자극음의 강도가 클수록 DPOAE의 강도도 따라서 증가하며, L1이 L2보다 0~15 dB 정도 강할 때 잘 기록된다고 알려져 있다.

검사기기는 마이크로폰과 이어폰이 부착된 프로브, 서로 다른 두 주파수의 자극음을 만드는 독립적인 변환기(transducer)와 증폭기 및 평균가산을 위한 장치 등이 필요하다. 검사를 시행할 때는 자극음의 강도와 강도 차이, 주파수 비율을 모두 고정해 놓은 상태에서 자극음의 주파수만을 변동시키는 변조귀음향방사청력도(DP audiogram)를 표시하거나, 일정한 주파수에서 두 자극음의 강도를 변화시키는 입/출력 곡선(input/output function)으로 표현한다.

측정된 DPOAE의 강도와 함께 주변 주파수의 소음강도를 동시에 측정한 후 이들을 비교하여 귀음향방사의 존재여부를 결정하며, 15 dB를 넘지 않는 정상 청력에서는 DPOAE가 항상 출현하고 50 dB를 넘는 문턱값에서는 발현되지 않는다. 그 사이에서는 자극음의 강도가 증가할수록 DPOAE의 강도도 커질 수 있다. DPOAE 반응은 500~8,000 Hz의 넓은 주파수대역에서 측정되지만, 대개 중간 주파수 대역에서 난청을 가장 정확하게 반영하는 것으로 알려져 있다. 대개 방사음의 강도가 소음강도에 비해 3 dB 이상 강하거나 평균소음강도보다 2표준편차 이상 높은 경우를 양성으로 판정한다.

2) 검사방법

① 외부소음 유입

청각선별검사는 외부 소음의 유입이 적은 조용한 방에서 검사가 가능하다. 허용되는 소음 강도는 40 dB 정도 이며, 검사 장소의 소음 정도는 프로브를 환자의 외이도가 아닌 검사실 환경에 둔 채로 검사를 시행하면 간편하게 측정할 수 있다. 또한 외이도의 크기에 맞는 적절한 크기의 프로브를 선택하면 방사음의 감지에도 유리할 뿐만 아니라 외부 소음의 차단에도 유리하다.

② 프로브의 장착과 고정

부적절한 프로브의 위치는 검사 결과의 오류를 유발하는 가장 흔한 원인이다. 장착이 불안전하면 EOAE에서 1,000 Hz 이하의 저음역 에너지를 감지하지 못하게 된다. 귀음향방사의 파형이 깊은 골을 보였다면 이는 프로브 장착에 문제가 있을 가능성을 의심하고, 검사 시에는 외이도의 직경에 맞는 적절한 크기의 프로브를 선택하여 끝이 고막의 방향을 향하도록 정확히 고정해야 한다.

③ 귀음향방사의 감지 향상을 위한 방법

귀음향방사의 강도는 대부분 30 dB SPL을 넘지 않는 작은 소리이므로 이를 정확하게 감지할 수 있도록 방법을 사용하는데, 주파수 평균가산법(spectral averaging technique)을 사용하거나 시간적 평균가산법(time averaging technique)을 통해 신호 대 잡음비를 높이고, 고주파필터(High pass filtering)는 저주파의 생리학적 소음을 걸러준다. 변조귀음향방사의 측정을 위해서는 협대역 필터가 필요하다.

※ 검사에 영향을 주는 요소

① 나이: 귀음향방사는 성인보다 소아에게서 더 잘 발현되고 신생아에게서 가장 강한 반응이 나타나며, 이러한 경향은 저주파수보다 고주파수 대역에서 더 저명하게 나타난다. 연령이 증가하면

서 반응이 점차 감소하는데, 특히 DPOAE는 노화에 따라 나타나는 고주파수 영역의 난청도 정확하게 반영하여 2,000 Hz 이상 부의의 반응이 감소하는 경향을 보인다.

② 성별: TEOAE 및 SOAE는 여성이 남성에 비해 더 강한 반응을 나타낸다. EOAE에서 남성은 1,500 Hz 이하의 범위에서, 여성은 2,500~5,000 Hz의 주파수 범위에서 상대적으로 강한 반응을 보인다.

③ 좌우의 차이: SOAE 및 TEOAE에서는 우측 귀의 반응이 좌측 귀에 비해 일관되게 더 강한 반응을 보이는 것으로 알려져 있지만, DPOAE에서는 양측의 차이가 없다.

④ 외이도 및 중이 상태: 외이도 협착 또는 폐쇄가 있을 경우에는 귀음향방사의 측정이 어려워진다. 자극음 뿐만 아니라 방사음 또한 중이와 외이도을 거쳐 전달되어야 하므로 중이 질환의 유무에 귀음향방사는 민감하게 영향을 받는다.

3) 결과 해석

(1) 일과성음유발귀음향방사(Transient evoked otoacoustic emissions, TEOAE)

TEOAE는 비교적 정확하게 정상청력과 난청을 구별한다. 클릭음을 이용할 때 저주파수 보다는 2,000~4,000 Hz 사이의 중간-고주파수 대역에서 훨씬 정교하게 판별하며, 판정의 기준을 20~25 dB로 설정하였을 때 가장 정확하게 정상청력과 난청을 구분하는 것으로 보고된다.

TEOAE 발현을 나타내는 지표로 방사음의 강도(dB SPL), 재현성(%), 방사음과 소음의 신호 대 잡음비(SNR)등이 있으며, 재현성과 신호 대 잡음비가 주로 사용되며, TEOAE반응 양성의 기준은 신호 대 잡음비 5 dB, 재현성 50%의 기준을 사용한다.

자극음의 상태를 판단하는 데에는 안정성(stability), 시간 축에서의 파형(temporal waveform), 스펙트럼(spectrum) 등의 3가지 지표가 있으며, 안정성은 260개 클릭음의 시작과 끝의 일치 정도의 인덱스로서 90% 이상이 되어야 바람직하다.

(2) 변조귀음향방사(Distortion product otoacoustic emissions, DPOAE)

양성반응은 DPOAE 청력도에서 소음수준보다 3 dB 이상 높은 경우로 인정되고 있으며, 한 개체에 대한 검사에서 방사음의 강도에 6~9 dB의 변화가 있다면 이는 달팽이의 상태에 유의한 변화가 있는 것으로 생각된다. 청각문턱값과 귀음향방사의 강도는 1,000~4,000 Hz의 중간 주파수대에서 특히 좋은 상관관계를 보인다. DPOAE에서의 문턱값은 입출력 곡선에서 귀음향방사가 소음수준보다 높아지기 시작하는 부분이다. 일반적으로 사람에게서 DPOAE의 강도는 순음 자극음과 60 dB SPL 정도의 차이를 보이며 그 강도가 30 dB SPL을 넘지 않는 것으로 알려져 있고, DPOAE의 반응양상은 검사 개체 간에는 많은 차이를 보이지만 한 피검자에서는 일정하게 나타난다. 검사를 시행할 때 자극음의 강도를 정해 주어야 하는데, 자극음의 강도가 약할수록 달팽이의 능동적 작용을 더욱 정확히 반영한다고 생각되어 55 dB SPL의 자극음은 달팽이의 능동적 적용을, 75 dB SPL의 자극음은 달팽이의 수동적 작용을 반영한다.

다른 귀음향방사와 비교하였을 때 DPOAE의 장점은 달팽이 기능의 평가에서 주파수 특이적인 정보를 주며, 기술적으로 측정하기 용이하고, artifact가 비교적 적은 검사라는 점 등이다. 변조 귀음향방사청력도는 환자의 순음청력도와 비슷한 양상을 보인다(그림 3-17).

4) 임상 적용

신생아 청각선별검사 및 소아 난청의 감별진단, 달팽이와 달팽이뒤(후미로)성 난청의 감별, 이독성 약물 효과의 감시, 변동성(fluctuating) 난청의 진단, 메니에르병에서의 글리세롤검사(glycerol test) 등에 이용되며, 일반적으로 선별검사의 목적으로는 TEOAE가 선호되고 달팽이 기능의 시간적 변화를 추적하는 데에는 DPOAE가 더 유용하다.

7. 신생아 청각선별검사

1) 검사개요

신생아는 말초청각기관은 완성되어 있지만 상행청각경로는 완전히 발달하지 않은 상태로 출생한다. 청각을 담당하는 뇌의 발달은 외부 소리자극이 있어 야만 연접 연결이 활발히 이루어지면서 성숙된다. 그러나 심한 난청이 있는 경우 조기에 보청기나 인공달팽이 등의 재활치료가 이루어지지 않으면 언어장애를 초래할 뿐만 아니라 인지행동장애나 학습장애가 따르게 되어 사회의 한 구성원으로서 적절한 역할을 하지 못하게 되어 신생아청각선별검사를 실시하여 조기진단과 재활을 목적으로 하고 있다.

신생아청각선별검사는 모든 신생아가 출생 후 퇴원하기 전 또는 생후 1개월 이내에 청각선별검사를 시행하고, 청력이 좋은 귀를 기준으로 35 dB HL 이상의 난청이 존재할 경우 이를 반드시 재검으로 잡아내는 검사여야 한다. 청각선별검사 후 재검으로 판정받는 재검률(referral rate)은 1~4%를 유지하도록 하고, 재검아 중 적어도 95%에서 생후 3개월 이내 난청을 진단하기 위한 추적 검사가 성공적으로 이루어져야 한다.

신생아청각선별검사의 선별 대상 난청은 영구적인 일측성 또는 양측성 감각신경성 또는 전도성 난청을 의미한다. 난청의 기준 문턱값은 클릭음을 이용한 공기전도문턱값이 35 dB nHL 이상, 톤핍(tone pip) 또는 톤버스트(tone burst) 음을 이용하여 시행할 경우에는 공기전도문턱값이 40 dB nHL 이상인 경우를 난청으로 정하며, 내이(청)신경병증 등의 신경성 난청을 포함한다. 최종 난청으로 진단된 영아에게는 생후 6개월 이내 청각 관련된 중재치료를 하고 생후 12개월 이전에 언어, 발음, 인지 능력에 대한 평가를 시작하기를 권장한다.

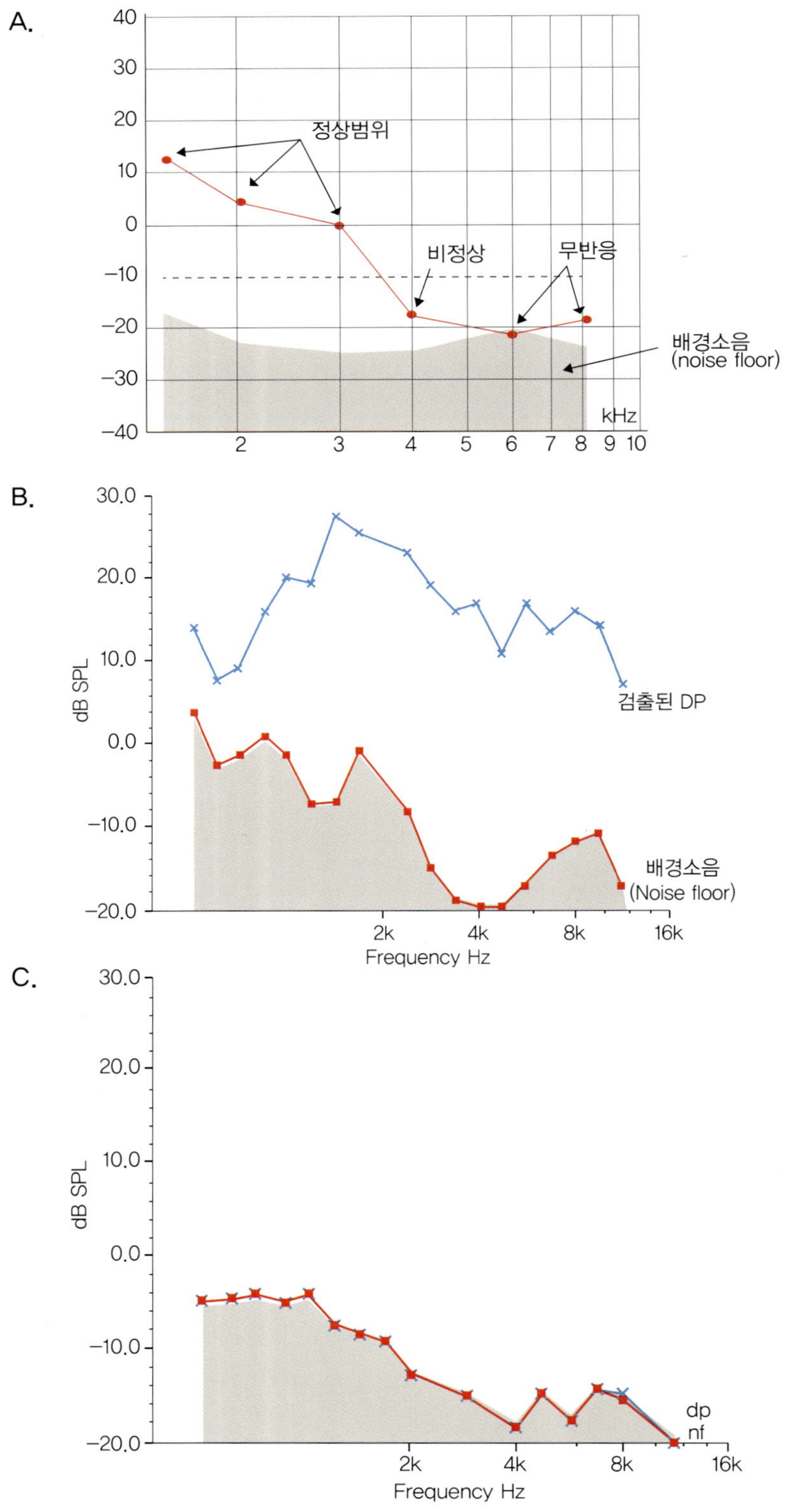

그림 3-17. DP Gram의 해석 방법과 정상 및 비정상 변조귀음향방사(DPOAE)의 예
(A)DP Gram의 해석(B) 정상인의 DPOAE 결과(C) 비정상인의 DPOAE 결과

2) 검사방법

신생아청각선별검사는 모든 신생아를 대상으로 하는 것을 원칙으로 하며, 출생 후 퇴원 전에 실시하는 것이 바람직하나 적어도 생후 1개월 이내에 시행하도록 하고 조산아의 경우 예정 출산일을 기준으로 하는 교정연령으로 34주에서 생후 1개월 사이에 시행한다.

검사는 아기가 자고 있는 상태에서 진행하며, 출생 후 적어도 12시간 지난 후 외이도 안의 태지와 양수, 중이 내 저류액이 충분히 빠진 다음에 시행한다. 검사는 각각의 귀에 대하여 동일한 날에 2회까지 시행하며 3회 이상 반복하여 실시하지 않도록 한다. 이는 검사를 반복하면 우연히 통과가 나와 위음성 검사가 되어 난청아를 놓칠 수 있기 때문이다. 일반적으로 신생아청각선별검사를 위한 적절한 시기는 출생 후 24~72시간이므로 출생 후 퇴원 직전에 시행하는 것이 좋다. 1차 청각선별검사에서 재검 판정을 받은 경우 재선별 검사는 외래를 바탕으로 이루어지는 것이 더 바람직하다. 이러한 재선별검사 기기는 처음 청각선별검사 때와 같을 수도 있고 다를 수도 있으나, 난청위험요소를 고려하여 자동청각뇌줄기반응을 이용하여 검사하고 늦어도 생후 1개월 이내에 시행되어야 한다.

(1) 자동화청각뇌줄기반응(Automated auditory brainstem response, AABR)

클릭음을 이용한 자동청각뇌줄기반응은 정상 청력을 가진 신생아(정상 청력을 가진 임신 34주의 조산아부터 생후 6개월의 영아)에게서 얻은 청각뇌줄기반응의 V파를 원형(template)으로 하고 있으며 피검자의 V파와 통계적인 비교를 통하여 자동으로 통과(pass)와 재검(refer)을 보고하게 된다.

통과는 소리자극과 소음이 함께 있을 때의 반응과, 소음만 있는 경우를 99.8% 이상의 신뢰도로 구별할 수 있었음을 의미하고, 민감도는 99%, 특이도는 96%로 보고되었다.

최근에 출시한 변형된 클릭음인 Chirp음을 이용한 자동청각뇌줄기반응은 청각뇌줄기반응의 V파를 극대화하는 방법의 알고리즘을 이용하고 있으며 원형을 이용하지 않기 때문에 연령의 제한을 받지 않고 민감도 99.9%, 특이도 96.7%로 보고되었다.

대부분 검사를 시행하는 동안 지나친 외부의 소음이나 근육의 운동이 있는 경우 경고해 주어 부적절한 검사를 피할 수 있으며 청각뇌줄기반응 검사를 1회 시행할 때의 재검률(검사를 시행한 신생아 중 어느 한쪽 귀라도 재검이 나오는 비율)은 평균 4% 정도로 알려져 있다. 대부분의자동청각뇌줄기반응은 출시될 때 선별하고자 하는 난청의 기준 값이 35 dB nHL로 되어있지만 이를 25 dB nHL이나 30 dB NHL로 변경하여 검사를 시행할 수도 있다.

장점으로는 소음과 근전도의 변화에 의한 오류를 예방할 수 있고 중이의 병변과 외이도의 가피 등에 의한 영향이 적으며, 달팽이뒤(후미로)성 난청을 진단할 수 있고 귀음향방사에 비해 재검률이 낮다는 점이다. 단점으로는 자동귀음향방사보다 오래 걸리고(약 20~40분) 전극을 붙이는 경우가 대부분이어서 소모품이 더 소요되며, 저주파수 대역과 아주 높은 주파수의 청력감소는 알기 어렵고, 청력의 이상부위를 알아내기 위해서는 귀음향방사와 같이 사용해야 한다는 점이다.

미국 영아청각협회(Joint Committee on Infant Hearing, JCIH)에서 1980년대부터 난청위험요소를 제시하였는데, 2007년 JCIH 지침에서는 난청위험요소를 가진 경우 3세 이전에 적어도 1회의 청각뇌줄기반응을 실시하도록 하였다.

난청위험요소

- 소아 난청의 가족력
- 5일 이상 신생아중환자실에 입원한 경우
- 체외막산소화장치(ECMO)나 인공호흡기를 사용한 경우
- 태아 시의 감염(톡소플라즈마증, 풍진, 거대세포바이러스감염(CMV), 단순포진, 매독)
- 교환수혈이 필요한 정도의 과빌리루빈혈증
- 감각신경성 난청이나 전도난청을 포함하는 증후군의 소견
- 진행성 난청 또는 지연성 난청과 연관된 증후군(신경섬유종증, 골화석증, Usher 증후군 등)
- 균 검사에서 확인된 세균성 또는 바이러스성(특히 헤르페스 또는 수두) 뇌막염을 포함한 감염
- 귓바퀴와 외이도 기형을 동반한 두개안면부 기형
- 두개저나 측두골 골절 등 머리 손상
- 이독성 약물이나 고리이뇨제(furosemide, lasix) 등을 사용한 경우
- 항암제 등의 화학요법 치료의 기왕력
- 보호자가 난청이나 언어발달 저하가 의심되는 경우

(2) 자동화귀음향방사(Automated evoked otoacoustic emissions, AOAE)

귀음향방사(evoked otoacoustic emissions, OAE)는 귀에 소리 자극을 주었을 때 달팽이에서 발생하는 소리로, 달팽이의 바깥털세포의 수축과 진동의 능동적 기계력(active mechanical force)에 의하여 발생한다고 알려져 있다. 귀음향방사가 없다는 것은 청력감소가 있음을 의미한다. 신생아청각선별검사에 사용되는 귀음향방사는 클릭유발이 음향방사(click evoked OAE)와 변조이음 향방사(distortion product OAE) 2가지가 주로 사용되는데 각각을 자동화하여 신생아청각선별 검사로 이용할 수 있도록 되어 있다.

장점은 빠른 검사가 가능하고(약 10~20분), 비침습적이며, 전극을 위치시킬 필요가 없고, 프로브(probe)를 잘 위치시키면 비교적 주위의 소음을 효과적으로 막을 수 있다는 것이다. 또한 아기가 자지 않더라도 울지 않으면 검사가 가능하다. 단점은 외이도와 중이 속공간(내강)의 상태에 영향을 많이 받아 재검률이 자동청각뇌줄기반응에 비해 높고 내이(청)신경과 달팽이뒤(후미로) 병변에 의한 난청을 알아낼 수 없다는 점이다.

① 클릭유발귀음향방사(Click evoked otoacoustic emissions, CEOAE)를 이용한 경우 클릭유발귀음향방사 방법을 이용한 자동귀음향방사는 25~35 dB HL보다 좋은 청력을 가진 경우에는 귀음향방사를 측정하며, 측정되면 통과로 출력한다. 이 검사는 청각뇌줄기반응과는 달리 'all–or–none' 검사이며, 청력저하가 있는 환자를 구별할 수 있으나 그 정도는 예측할 수 없다. 클릭유발귀음향방사는 1~5 kHz 사이에서 관찰되는 귀음향방사를 관찰하나, 실제로 신생아가 이 주파수대역에 대한 청력이상이 있다고 말할 수는 없다. 통과 기준에 부합하려면 주파수대역의 절반 이상에서 재현율(reproductibility)이 50~70% 이상이며 3 dB 이상의 반응–소음 강도 차이를 보여야

한다. 1회 검사 시 재검률은 3~12% 정도로 평균 7%이다.

② 변조귀음향방사(Distortion product otoacoustic emmision, DPOAE)를 이용한 경우 변조귀음향방사는 클릭유발귀음향방사보다 고음역의 정보를 더 많이 주는 특성을 가지고 있으며 자동화되지 않은 검사장비는 대략 15~30분 정도가 소요되나 자동화된 검사장비는 5~10분 정도 소요된다. 검사 주파수 영역은 2~6 kHz 사이의 4개 또는 5개의 주파수를 검사하거나 500 Hz를 추가로 검사할 수 있도록 조정할 수 있다. 통과의 기준은 전반적으로 받아들여지는 것은 아직 없으나, 일반적으로 4개 또는 5개 주파수 중 3개 이상의 주파수, 또는 3개의 주파수 중 2개 이상의 주파수에서 6 dB 이상의 반응-소음강도 차이를 보이면 통과로 판정하도록 되어 있으며, 검사자가 이 기준을 변경할 수 있는 기기도 있다. 1회 검사 시 보고된 재검률은 대개 4~15%로 평균 8% 정도이다.

■ ALGO 3i, ALGO 5 검사방법

1. 전극을 색상별로 케이블과 연결하여 본체에 꽂고 젤리센서와 연결하여 케이블 색깔별로 다음의 신생아 위치에 부착한다. 이때 젤리센서를 신생아에게 부착할 때는 케이블이 같은 방향을 향하도록 한다. 센서가 어느 정도 따뜻해지고 신생아의 피부에 잘 붙도록 그 상태 에서 몇 초간 손으로 눌러 준다.
   - 검은색 전극: 이마점 위치(이마 상단 중앙)
   - 흰색 전극: 목덜미 위치(목 뒤쪽 중앙)
   - 초록색 전극: 어깨의 앞쪽 또는 뒤쪽에 부착
2. 소리 변환기를 이어폰(귀를 감싸는 컵 모양으로 되어 있음)의 둥근 입구에 삽입하여 제자리에 끼운다.
3. 이어폰을 뒤쪽에서 앞쪽으로 돌려 이어폰을 신생아에게 부착하며, 붉은색 변환기는 신생아의 오른쪽 귀, 파란색 변환기는 신생아의 왼쪽 귀에 부착하고, 변환기가 앞쪽, 신생아의 얼굴 쪽을 향하도록 한다. 이렇게 하면 자극음이 신생아의 귀로 바로 전달되어 검사 시간이 짧아진다. 이때 가능한 한 이어폰이 머리카락을 덮지 않도록 하고, 귀전체가 이어폰으로 감싸지도록, 귀주위가 잘 밀폐되도록 접착 부분을 부드럽게 눌러준다.
4. 신생아를 안정시키고 접착 문제를 줄이기 위해서 가장 나중에 이마점 전극(검은색)을 신생아에게 부착하는데, 눈 사이가 아니라 이마 중앙에서 되도록 높이 부착한다.
5. 저항검사: 스크리닝 지표(OK 버튼)를 선택하면 바로 검사가 시작되며, 전극에 위치한 곳의 저항(임피던스)을 측정하고 모니터를 한다. 검사를 시작하기 전에 기저 저항을 확인하기 위한 내장형 임피던스 모니터가 있으며, 이는 스크리닝 시간을 빠르게 해 주고 잘못된 재검(refer)을 줄여 준다. 저항이 8~11 kOhms 사이인 경우, '임피던스 한계점'이라는 메시지가 표시되고, 초록색 'OK' 버튼이 선택되고 검사가 시작되지만, 다시준비 작업을 하여 전극을 점검해 주는

것이 좋다. 저항이 8 kOhms 이하인 경우, '임피던스 OK'라는 메시지가 표시 된다. 검사과정 중 어느 때라도 임피던스가 12 kOhms 에 도달하면 검사가 일시 중단되고 '임피던스 초과'라는 메시지를 표시하며, 문제의 위치를 표시해 준다. 대개 전극이 떨어지면 '임피던스 초과'라는 메시지를 표시하며, 모니터는 문제 위치를 '> 99 kOhms'라고 표시한다. 피부의 전기 저항을 측정하는 임피던스 모니터는 20초마다 업데이트되고, 임피던스가 낮으면 검사시간이 짧고 잘못된 재검(refer)이 줄어든다.

6. 검사 결과: 통과(PASS) 혹은 재검(REFER) 결과가 나타난다.
   - 추가 설명
     - 대기 및 근육계 소음바: 이는 각대기 및 근육계 소음 관련 레벨을 표시하는 것으로 초당 두 차례 업데이트된다.
     - 색상별 바: 시각적 표지로서 과도한 소음은 검사 시간이 길어지게 할 수 있다.
     - 근육계 소음: 신생아의 근육 운동이나 주변의 전기적 간섭으로 인한 것으로 소음 정도가 과다해지면, 대기 혹은 근육계 소음 오류가 발생할 수 있다.

3) 결과의 해석

- 통과(pass): 양측 귀 모두 통과한 경우 검사 당시 해당 신생아가 정상적인 청력을 가졌음을 의미한다. 이는 단지 검사 당시의 청력 상태를 반영하며 검사 이후 중이염, 지연성 난청, 진행성 난청 등을 일으키는 여러 가지 요인에 의해 난청이 올수도 있다는 것을 염두에 두어야 한다.
- 재검(refer): 다시 한 번 청각선별검사를 받아야 함을 의미한다. 검사 시점 에서 35 dB nHL의 자극강도(기기마다 기본 값이 약간씩 다를 수 있음)에 대한 반응이 명확하지 않으므로 재선별 검사를 시행하거나 정밀청력검사를 시행해야 함을 말한다.
- 실패(Fail): 아기가 자연수면을 취하지 못하여 움직이거나 울어서 검사 자체를 아예 시행하지 못한 경우를 의미한다.

※ 위음성이 나올 수 있는 경우

신생아청각선별검사에서 청력저하가 있으나 위음성을 보이는 경우는 다음과 같다.

① 평균적인 청력은 정상범위이지만 특정 주파수에서 난청이 있는 경우

② 0.5~2 k HZ의 저주파수와 중간 주파수대에서 난청이 있을 때 자동청각뇌줄기반응으로 검사한 경우

③ 청각신경병증이나 거대세포바이러스 감염 등으로 진행형의 난청이 발생하는 경우

④ 전정도수관확장증이나 중이염이 있어 변동성 난청이 있는 경우

⑤ 자동귀음향방사로 선별이 가능한 경도 난청에 해당하는 신생 아(예: 30 dB 정도의 난청)가 보

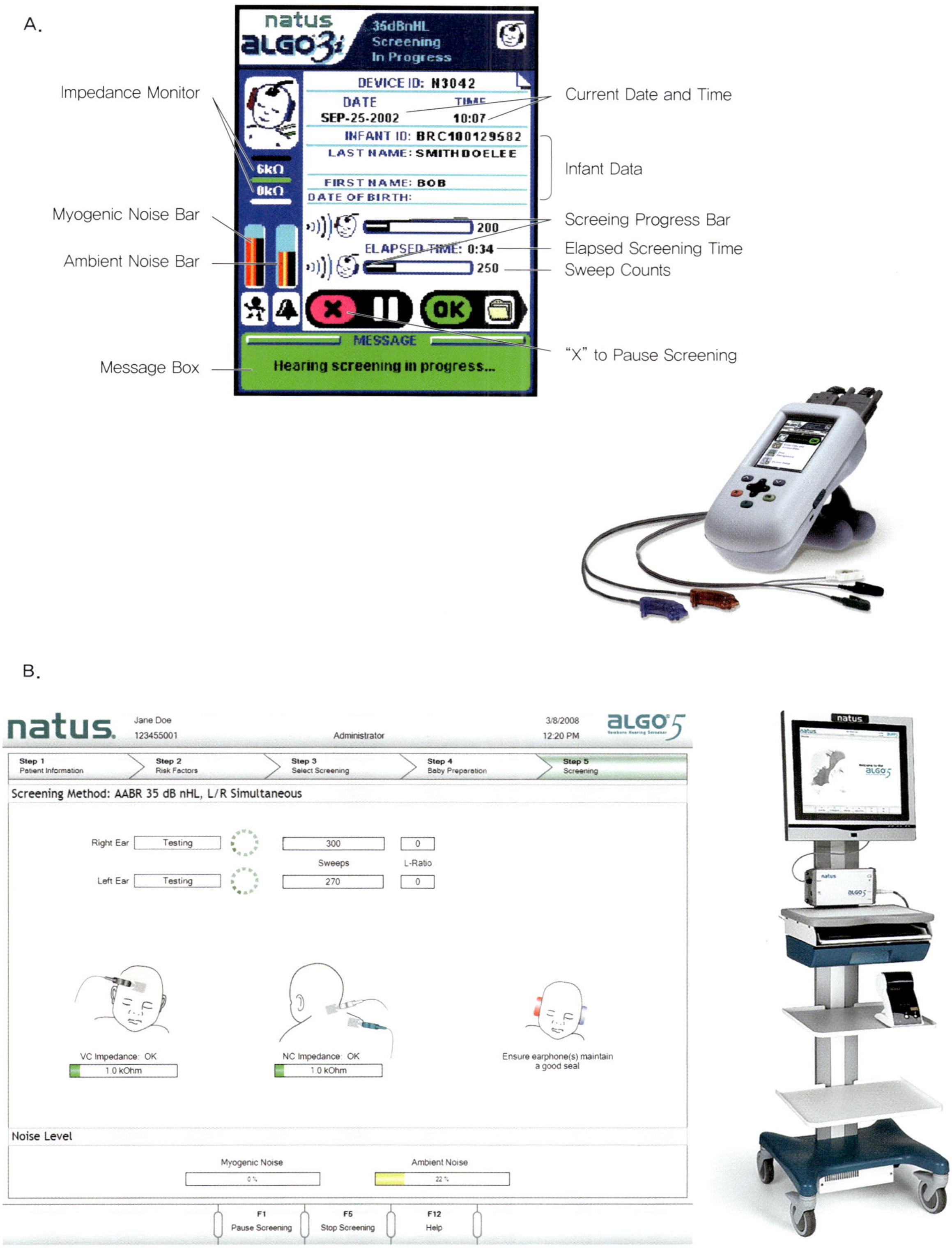

그림 3-18. ALGO 3i 화면 및 장비(A), ALGO 5i 화면 및 장비(B)

다 높은 난청의 진단 기준(35 dB nHL)에 맞춘 자동청각뇌줄기반응 기기로 청각선별검사를 하여 통과로 판정받은 경우

⑥ 달팽이뒤(후미로) 병변의 난청이 있는데(자동)귀음향방사로 검사한 경우

⑦ 청각선별검사를 계속 반복하여 실시한 경우

(1) 재검 시 난청 진단을 위한 추가 검사

신생아청각선별검사에서 최종 재검으로 진단받을 경우 생후 3개월 이내 진단적 청각뇌줄기반응, 귀음향방사, 임피던스청력검사(1,000 Hz)를 기본으로 하는 정밀청력검사를 시행해야 하며 이를 통해 최종 청력문턱값을 측정하고 난청이 있는 경우 난청의 원인(병소가 달팽이인지 중추신경계인지), 정도(경도, 중등도, 고도 등), 양상(저음역인지 고음역인지) 등을 정확하게 판별할 수 있어야 한다. 또한 동반된 다른 기관들의 기형이나 유전성 난청이 있는지도 같이 검사해야 한다.

8. 유·소아 청각검사

유·소아의 행동 반응에 따라 평가하는 주관적인 검사는 객관적 검사 보다 청각계에 대하여 더 완성된 정보를 제공한다. 따라서 어린 시기에 객관적인 검사를 시행했더라도 발달 정도에 따라 적절한 시기가 되면 주관적 청력검사를 실시하여 청력 정보내용을 완성할 수 있도록 실시하여야 한다.

주관적 유·소아 청력검사는 발달이 정상일 경우, 생활연령을 기준으로 태생 이후에서 만 5개월까지는 행동관찰청력검사(behavioral observation audiometry, BOA), 6개월부터 만 2세까지는 시각강화청력검사(visual reinforcement audiometry, VRA), 만 2세부터 만 5세까지는 놀이청력검사(play audiometry, PA)를 사용한다. 그러나 검사를 선택할 때에는 유·소아의 생활연령보다는 발달연령에 근거하여 검사를 선택하여야 한다. 예를 들어, 5세 아동이 발달장애로 2세 이하의 인지도를 보인다면 2세 이하에 맞는 BOA나 VRA 검사법을 적용하여야 한다. 모든 유·소아 청력검사의 마지막 순서로는 놀라거나 울어도 검사에 지장이 없는 놀람 반사(startle reflex)반응을 관찰한다. 정상 귀는 보통 청력문턱값보다 65 dB HL 이상에서 놀람반사를 보이므로 추정되는 문턱값의 65 dB SL 이상에서 소리자극을 주어 놀람 반사 반응을 관찰하여 문턱값을 추정할 수 있다.

1) 행동관찰청력검사(Behavioral observation audiometry, BOA)

행동관찰청력검사는 적절한 강화를 사용하지 않고 체계적 소리자극 조건에 따른 행동 반응을 관찰하는 방법으로 검사는 집, 일반 검사실, 방음실을 갖춘 검사실에서 실시 할 수 있다. 방음실에서는 스피커로 소리를 들려주고, 가정이나 일반 검사실에서는 아기가 잠자는 상태 혹은 깨어 있을 때 검사귀의 약 8~10 cm 거리에서 소리를 들려주어 소리에 대한 반사반응을 관찰한다.

검사에 사용하는 소리 자극으로는 장난감 소리나 익숙한 어음(예: 까꿍, 아기 이름 등)을 사용하며 자극 후 2초 이내에 반사반응(표 3-3)을 세 가지 중 한 개 혹은 두 개 이상의 반응이 나타나면 소리에 대한 정반응으로 판단한다. 두 명의 관찰자가 반응을 인정으로 동일하게 간주하여 검사의 신뢰도를 높일 수 있다.

청각뇌줄기반응검사나 귀음향방사검사 등의 객관적 검사법이 발전하면서 예전처럼 많이 사용하지는 않으나 검사 장소나 장비에 상관없이 가정에서도 간단히 검사가 가능하고 전문가가 아닌 보호자들도 검사할 수 있어 보완적인 검사법으로 사용 가능하다.

표 3-3. 소리에 대한 신생아·영아의 반사반응

반사	특징
눈 주변 근육 반사적 움직임 (auro-palpebral reflex)	• 소리를 듣고 반사적으로 나타나는 눈과 눈 주변 근육의 움직임 • 눈 깜박임, 눈을 더 크게 뜨는 것, 눈 위 움직임, 눈썹 움직임 등 • 신생아 이후 아동기까지도 나타날 수 있음
입을 오물거림 (sucking reflex)	• 젖이나 우유를 빨아 먹기 위해 입을 오물거리는 반사적 행동 • 배고픔과 연결될 수 있기 때문에 해석에 어려운 점이 있음 • 또한 미숙아에게는 이 반응이 약하게 나타나기 때문에 해석에 어려움
동작적 반사 (motor reflex)	• 큰 소리를 듣고 놀라서 반사적 행동으로 울거나 손을 꼭 쥐는 행동 • 혹은 팔다리를 흔들거나 몸을 움직이는 행동이 있다. • 소리자극에 갑자기 모든 동작을 멈추고 조용해지는 행동도 인정한다.

2) 시각강화청력검사(Visual reinforcement audiometry, VRA)

시각강화청력검사(visual reinforcement audiometry, VRA)는 반복적인 학습과 훈련에 의해 나타나는 조건반사(conditioned reflex, CR)반응을 유도하여 자극에 대한 반응을 자연적으로 발생시키는 방법이다. 유 · 소아가 충분히 들을 수 있는 강도의 소리인 60~100 dB HL 정도의 소리자극을 주어 소리자극이 나는 쪽으로 고개를 돌리면 움직이는 인형이나 컴퓨터 화면의 만화로 시각적으로 강화제를 제시하여 소리자극에 대한 반응을 유도한다.

소리자극에 스스로 고개를 돌려 강화제를 볼 수 있어야 하므로 목을 가눌 수 있는 약 6개월부터 사용이 가능하고 만 2세까지 적용할 수 있다. 자극은 방음실의 스피커를 이용하여 주로 변조 주파수(frequency modulated, FM)나 협대역소음(narrow-band noise, NBN)을 사용하며, '까꿍, 까까, 빠이빠이, 엄마, 아빠' 등의 익숙한 어음을 자극음을 사용할 수 있다. 아기의 집중력이 짧기 때문에 가장 중요한 500, 1,000, 2,000 Hz에서 양쪽 귀의 반응을 먼저 검사하고 여유가 있으면 나머지 주파수도 검사하도록 한다.

3) 놀이청력검사(Play audiometry, PA)

놀이청력검사(play audiometry, PA)는 유희청력검사라고 불리며 만 2세 이후 5세까지 일반적인 순음청력검사를 시행하기 전 단계에 재미난 놀이로 호기심을 끌고 유지하면서 짧은 집중시간을 늘려가며 검사를 하는 방법이다. 소리를 들은 후 작은 플라스틱 볼이나 모형들을 소리가 들릴 때마다 바구니에 집어넣도록 하는 놀이, 고리 끼우기 놀이, 구슬 꿰기 등을 사용하여 소리에 대한 반응을 하도록 한다(그림 3-19).

장난감을 여러 번 같은 반응으로 사용 할 수 있도록 하며 부딪혀도 소리가 나지 않는 것으로 준비한다. 방음실에서 검사용 헤드폰을 착용시키고 순음청력검사와 동일 한 방법으로 검사하며 오른쪽과 왼쪽 귀를 구분하고 뼈전도검사를 실시하여 난청의 정도와 유형을 평가 할 수 있다. 아동이 헤드폰 착용을 거부하면 스피커로 검사를 실시하고 결과는 양측 혹은 적어도 좋은 한쪽 귀의 반응으로 간주한다.

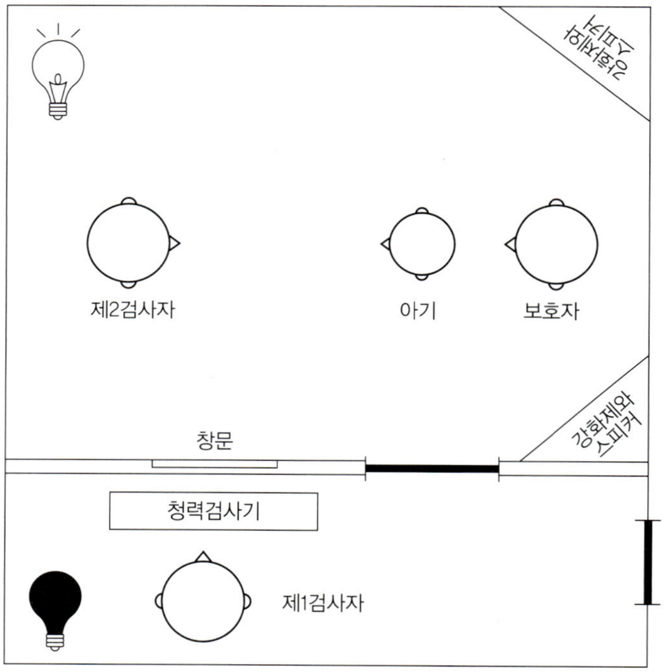

그림 3-19. 시각강화청력검사 모형도

제1검사자는 소리와 강화제를 제시하며 유리창 너머로 검사자의 모습이 보이지 않게 청력검사기의 작동하는 검사실에 불을 끄고, 제2검사자는 검사실 안에서(booth) 보호자와 아이를 마주앉아 장난감으로 아이의 시선을 스피커 가운데에 위치하도록 유도한다.

청각 및 평형기능검사학 실습보고서

학교명: 학번: 이름:

청각기능검사학

CHAPTER II

평형기능검사

Section

04 평형기능검사

학습목표

1. 귀의 평형을 담당하는 해부학적 구조를 이해할 수 있다.
2. 안진검사를 설명할 수 있다.
3. 평형기능검사를 수행할 수 있다.

1. 안진(눈떨림) 및 이상 눈 운동 검사

어지러움을 일으킬 수 있는 여러 가지 자극을 주어 어지럼증을 유발시킨 후 나타나는 환자의 눈 움직임의 반응을 보는 검사를 안뜰기능검사라고 한다. 어지럼증의 원인이 뇌 질환에 의한 것인지, 귀 질환에 의한 것인지, 정신과적인 문제에서 기인한 것인지 먼저 판단하고, 이중귀 질환에 의한 어지러움이 원인이라면 좌우 각각 6개의 반고리뼈관 중 어느 쪽에 병변이 있는지 알아내고자 하는 것이 안뜰기능 검사의 목적이다.

안뜰기능 검사는 안뜰계단 장애와 시각계 장애로 발생되는 눈운동을 검사하고 말초성 및 중추성 어지럼증을 감별 진단하기 위하여 시행한다. 눈의 움직임에서 안뜰, 안뜰 신경핵과 눈돌림, 도르래, 갓돌림신경핵은 신경경로와 밀접하게 연관되기 때문에 안뜰눈돌림계라는 반사 경로를 형성하고 있다(그림 4-1). 소뇌나 뇌줄기의 상위 중추부 신경핵군이 이 반사 경로를 지배하여 눈의 움직임을 조절한다. 이들의 어느 한쪽에 장애가 생기면 안진(눈떨림)이나 이상 눈운동이 출현한다. 장애 정도와 특징에 의해서 장애가 말초성 또는 중추성 인지를 구분하며, 만약 중추성 장애라면 발병 위치를 알아내는 병소진단과 질병의 정도 평가가 가능해진다. 인간이 물체를 볼 때 눈은 약간의 경련같이 움직이는데 이것을 신속운동(saccade)이라고 한다. 물체를 가장 잘 보기 위해서는 물체의 상이 망막의 중심오목(fovea centralis)에 정확히 맺혀야 하는데, 주변환경 혹은 물체가 움직이는 경우 눈은 망막의 중심오목에 올려져 있는 상을 안정하게 유지하기 위하여 여러 종류의 눈운동(신속운동, 시추적운동, 안뜰눈반사, 시운동성 눈운동, 시고정 등)을 하게 된다.

신속운동은 눈운동 중 가장 빠른 운동으로 망막의 중심오목 주변에 있는 표적을 300~700°/sec 속도로 신속히 재고정한다. 시추적운동은 움직이는 물체 또는 몸이 움직이는 경우 상이 망막의 중심오목에 유지되도록 실제 물체의 움직이는 속도와 시추적 운동이 같은 속도로 움직이도록 한다. 안뜰눈반사는 짧은 시간에 일어나는 머리 회전 동안 물체의 상이 망막의 중심오목에 안정적으로 유지되도록 한다.

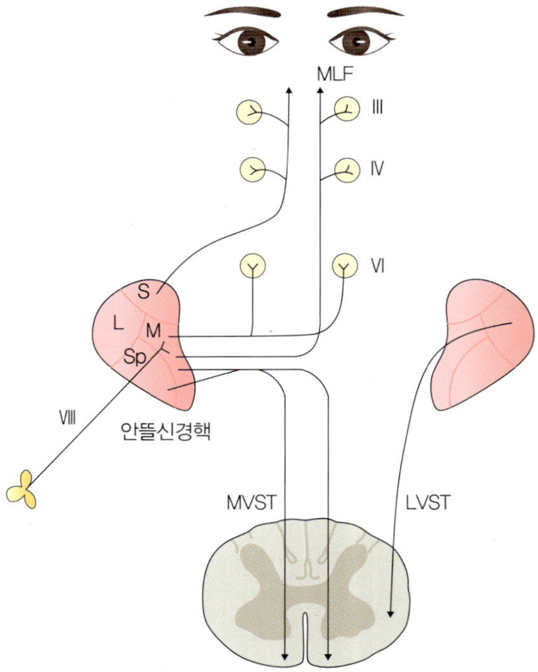

그림 4-1. 수평눈 운동의 신경경로

시운동성 눈운동은 긴 시간에 일어나는 머리 회전 동안 물체의 상이 망막의 중심오목에 안정적으로 유지되도록 하며, 시고정은 움직이지 않는 물체를 망막의 중심오목에 고정되도록 유지하는 기능을 한다. 이러한 눈운동에 이상이 발생하면 눈은 정상적인 위치에 머물지 못하고 물체의 상이 망막의 중심오목으로부터 벗어나게 되면서 이를 교정하기 위하여 안진 및 시력변화가 일어난다. 특히 안진의 느린 현상으로 세상이 빙글빙글 도는 어지럼증을 호소할 수 있다. 안진(눈떨림, nystagmus)이란 눈이 주시점에서 한쪽으로 이동할 때 뇌가 무의식 적으로 이를 원래의 위치로 되돌리기 위하여 눈을 주시점으로 일정한 리듬을 가지고 율동적, 반복적으로 빠르게 옮기는 것을 말한다.

안진은 말초안뜰계단에서부터 대뇌에 이르는 장애를 반영하는 증후이므로, 평형장애 환자의 질환 여부를 진단하고 병변부위를 감별하는 데 중요한 인자이다. 안진은 생리적 안진과 병적 안진으로 구분하는데, 생리적 안진은 인체가 회전하는 동안에 물체의 상을 일정하게 유지하기 위하여 눈을 빠르게 되돌리는 작용을 한다.

병적 안진은 물체의 상이 망막의 중심오목에 안정적으로 머물러 있지 못하므로 어지럼증, 시력감소 및 진동시각(oscillopsia)이 발생한다. 안진은 특별한 유발인자 없이 안진이 관찰되는 자발안진(spontaneous nystagmus)과 유발인자에 의해서 안진이 관찰되는 유발안진(induced nystagmus)으로 구별된다. 눈이 일정한 방향으로 천천히 돌아가다(완서상)가 반대방향으로 급속히 되돌아오는데(급속상), 이때 급속상의 방향을 안진의 방향으로 하며, 그 눈 떨림의 관찰 및 기록 방법은 그림 4-2과 같다.

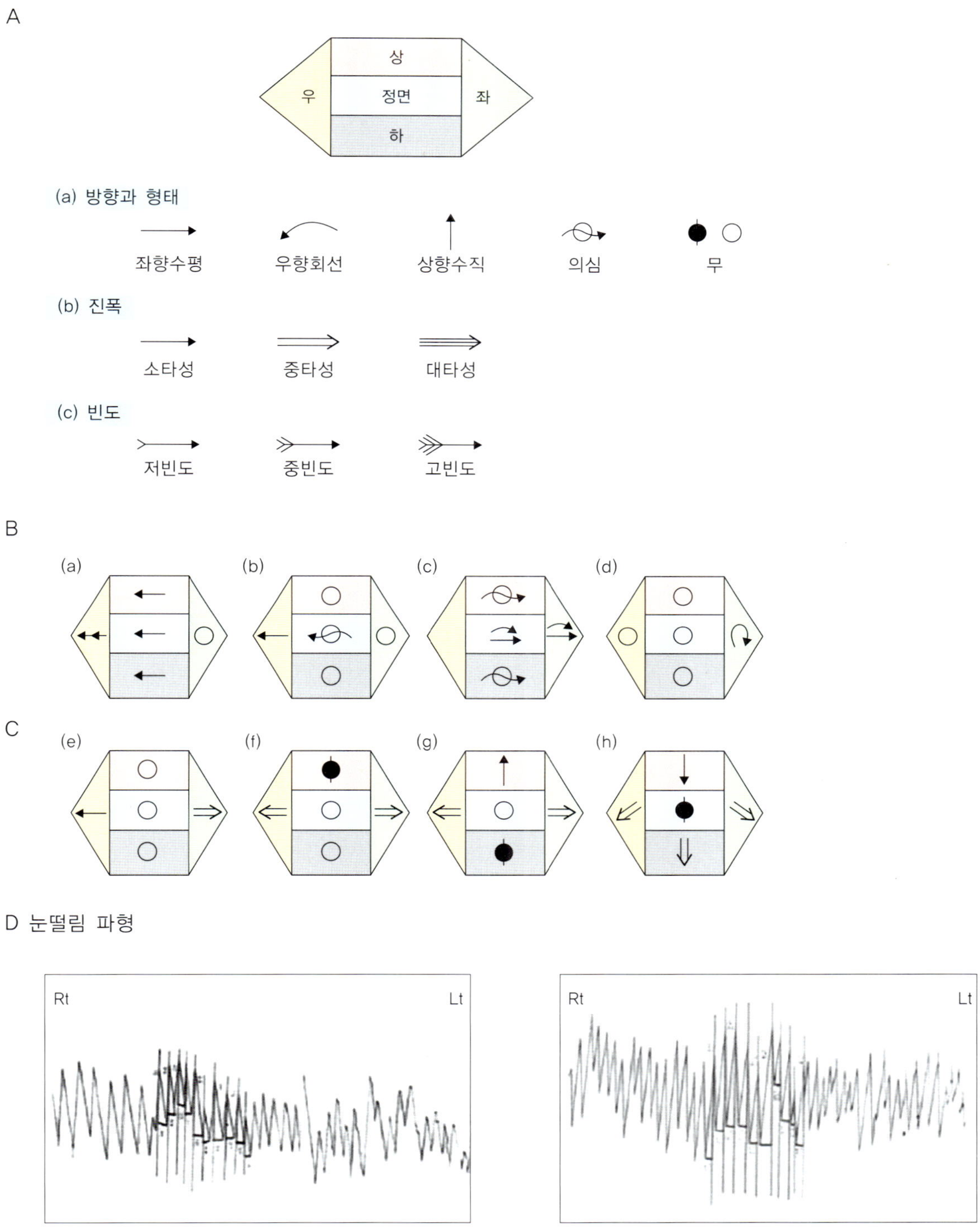

그림 4-2. 이상 눈운동 검사성적 기록법

A: 안진기록법, B: 말초성 안진, C: 중추성 안진, D: 안진 파형

안진은 움직이지 않고 가만히 정면을 바라보고 있을 때도 발생하는 경우가 있고, 정면을 주시할 때는 나타나지 않다가 특정 유발방법에 의해서 나타나는 경우도 있다. 따라서 안진의 유무, 방향, 속도, 정면 주시에서 나타나는 안진 등은 어지럼증의 원인을 밝히는 데 중요한 정보를 제공하므로 검사 시 주의 깊게 기록 및 관찰해야 한다.

1) 비디오안진검사(Video-based nystagmography, VNG)

(1) 눈운동검사의 특징

일반적으로 프렌젤(frenzel) 안경을 이용하여 관찰한다(그림 4-3). 프렌젤 안경에는 15~20디옵터(diopter, D)의 양면 굴곡형 확대경인 볼록 렌즈와 고글 내 조명용 전구가 장착되어 있다. 암시야에서 피검자의 주시(응시)를 배제하고, 조명을 통해 피검자의 확대된 눈운동을 직접 관찰하여 회선안진(torsional nystagmus) 및 수평–수직안진 등을 명료하게 관찰할 수 있다. 주시 상태에서는 소뇌를 중심으로 눈을 일정한 위치에 고정시키는 현상이 일어나고, 약한 안진에서는 눈움직임이 억제되어 안진을 검사할 수 없는 경우가 있다. 이때 프렌젤 안경을 장착하면 안진을 분명하게 관찰할 수 있다. 또한 최근에는 적외선 카메라를 이용하는 적외선 프렌젤 안경에 의해 어두운 곳에서도 안진 관찰이 가능하다.

초기의 전기안진검사(electronystagmography, ENG)는 기록지 위에 펜으로 그리는 수작업으로 분석하였고, 이후 아날로그 데이터를 디지털 신호로 변환한 컴퓨터 분석법을 통해 느린 성분 눈운동의 기간과 진폭으로 각 안진의 속도를 얻어 효과적으로 안진의 크기를 분석할 수 있게 되었다. 그 후 전극을 부착하는 대신 적외선 카메라를 통해 감지 되는 동공과 공막의 반사도 차이를 이용한 눈움직임을 분석하는 방법이 고안되었고, 최근에는 비디오 영상을 디지털로 처리하여 분석하는 방법이 등장하면서 검사시간이 단축되는 등의 장점으로 인하여 점차 기존의 전기안진검사를 대체하고 있다.

비디오 눈운동기록법은 영상분석(image process)을 이용하는데, 눈운동 중 연속 촬영된 전체 안구상에서 눈운동에 의한 픽셀의 변화된 양만을 계산하게 되므로 매우 빠른 검출비와 정밀한 눈운동 측정이

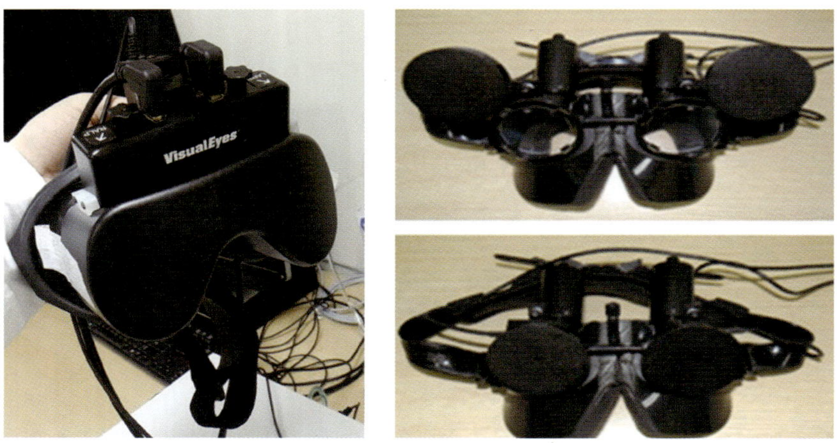

그림 4-3. 프렌젤 안경

가능하다(그림 4-4, 4-5). 이 기록법은 전기안진계의 단점을 보완하는 우수한 부분이 많으나 눈꺼풀이 동공의 중간이하로 내려오는 경우 측정이 부정확할 수 있으며, 검사 비용이 비싼 점 등의 단점들도 있다.

(2) 주의사항

① 약물복용(술, 안정제, 수면제, 진정제 등 신경안정제류 등)을 검사 2일 전부터 금지한다.

② 환자의 고막 천공 유무와 병변을 확인하고 분비물이 많으면 검사 전 귀청소를 받는다.

③ 콘택트렌즈를 착용하는 환자는 안경을 끼도록 한다.

④ 검사 전날 충분한 수면을 하고, 검사 시 환자는 각성 상태여야 한다.

⑤ 검사 자극에 의해 구토가 유발될 수 있으므로 식사는 가볍게 하도록 한다.

⑥ 여성의 경우 화장, 특히 눈화장을 하지 않도록 한다.

(3) 비디오 눈운동기록법의 검사 종류

① 자발안진검사(Spontaneous nystagmus test)

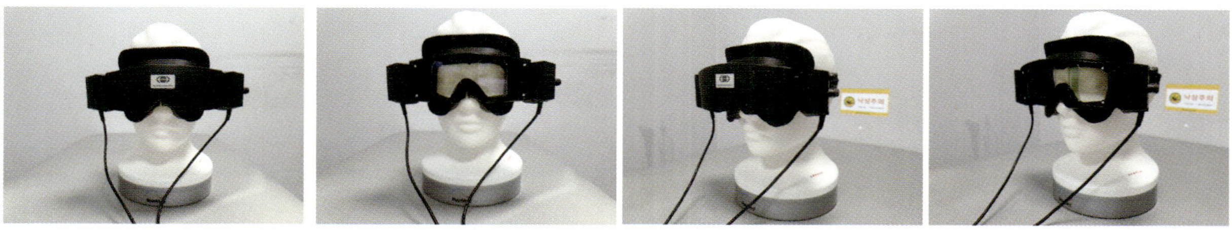

그림 4-4. 비디오 카메라가 장착된 고글 착용 모습

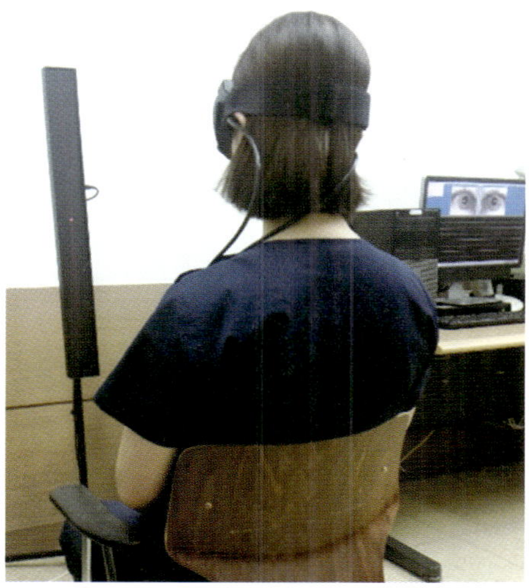

그림 4-5. 실제 비디오 눈운동기록 검사 모습

② 주시안진검사(gaze evoked nystagmus test)
③ 신속운동검사(신속눈운동검사, saccade test)
④ 추종운동검사(시표추적검사, pursuit test, eye tracking test)
⑤ 시운동성 및 시운동성후 안진검사(optokinetic & optokinetic after nystagmus)
⑥ 두위 및 두위변환 안진검사(position and postioning test)
⑦ 머리젓기후안진검사(두진후안진검사, head-shaking nystagmus test)
⑧ 두부충동검사(head thrust test, video head impulse test)
⑨ 온도안진검사(caloric test)

① 자발안진검사(Spontaneous nystagmus test)

자극이 가해지지 않았을 때 저절로 나타나는 안진을 말한다. 자발안진은 눈운동신경핵(ocular motor nucleus)에 도달하는 신호와 불균형 때문에 발생한다.

안뜰계단에 불균형이 있는 경우 눈은 천천히 상대적으로 기능이 약한 방향으로 움직인다. 예를 들어 왼쪽에 이상이 있을 경우 병변의 반대쪽인 오른쪽으로 향하는 안진이 나타난다. 병의 진행정도에 따라 자발안진의 방향과 정도가 변화되는 것을 확인할 수 있다.

가. 검사방법

환자가 편안히 앉은 상태에서 눈을 크게 뜨고 깜빡임을 자제하게 한다. 주시 없이 30초 이상 기록하며 20초 이상 불빛을 보게 하고 안진 크기가 작아지는지, 방향이 바뀌는지 확인한다.

나. 검사상 주의점

프렌젤 안경에 근접하면 피검자의 얼굴이 보이기 때문에 안경을 쓰는 의의가 없어진다. 그리고 잡담이나 암산 등에 의해 주의를 다른 곳으로 돌릴 경우 잠재적인 안진이 쉽게 출현 할 수 있다.

또한 장비가 가벼운 재질로 되어 있고 이동성이 용이하므로 파손의 위험이 높으며, 검사결과를 기록할 때 일관된 표기 양식이 필요한 데 안진 중에는 표기양식을 벗어나는 경우도 있다.

다. 임상적 의의

일반적으로 회전성 및 수평-회선 혼합성 안진이 있을 때는 말초성 장애인 경우가 많고, 순수수직성 수평성 회전성 안진만 있을 때는 중추성 장애가 있는 경우가 많다. 말초성 안진은 일정한 방향으로 수평 회선 성분이 혼합되어 있고, 안진방향으로 주시할 때 더 커지는 특징이 있다. 증상이 심할 때는 시고정 자체가 의미가 없을 수 있다. 중추성일 경우 순수, 수평, 수직, 회선, 안진이 시고정과 관계없이 나타나며 안진 방향은 주시할 때 커지지만 반대방향을 주시할 때 방향이 바뀔 수 있다.

② 주시안진검사(Gaze evoked nystagmus test)

양쪽 눈이 주시점을 볼 수 있도록 눈의 위치를 조절하는 중추는 소뇌와 뇌줄기이다. 이러한 중추에 장애가 있을 경우 주시할 때 눈의 위치를 일정하게 유지할 수 없기 때문에 주시방향으로 눈이 빠르게 돌아가는 급속상을 유지하게 되고 이로 인하여 안진이 발생한다. 다만, 강한 자발안진이 있을 경우 주시에 의한 억제 기능에도 불구하고 자발안진이 발생하는 경우도 있다. 이런 경우 급속상 방향에서는 주시에 의해 안진이 강해지고 반대방향에서는 약해진다.

가. 검사방법

앉은 자세로 맨눈의 눈 검사를 실시한다. 검사자는 왼쪽 손으로 피검자의 머리 부분을 가볍게 고정시켜서 주시할 때 상대적으로 머리가 움직이는 것을 방지하고 눈동자는 정면에 있는 불빛을 따라가게 한다. 피검자의 눈앞 50 cm 정도의 거리에서 오른쪽 손가락 끝 혹은 지표를 이용하여 정면, 좌·우, 상·하 각각 30°로 주시하게 하여 주시 안진의 유무를 확인한다. 주시는 30(20초)초 정도 유지하도록 실시하는 것이 좋다(그림 4-6). 또 주시 안진검사를 실시하는 것과 동시에 손가락 끝이나 지표를 좌·우, 상·하로 천천히 이동시키면서 이것을 따라서 양쪽 눈이 운동을 하는지 또는 지표의 추적을 원활히 실시할 수 있는지를 확인한다. 뇌줄기의 장애나 바깥눈근육마비 등에서는 동공 운동이 장애를 받으며, 소뇌장애가 있는 경우에는 원활한 지표 추적 기능이 장애를 받기 때문에 이것을 검사할 수 있다. 좀 더 지표를 빠르게 좌·우, 상·하로 움직일 때 빠르게 이것을 추적할 수 있는지를 확인한다. 다리뇌, 뇌줄기 장애 등이 있을 경우 장애가 있는 쪽에 급속한 눈운동 장애가 일어나는데 그 유무를 감별할 수 있다.

나. 검사상 주의점

주시 각도는 30°가 적당하며 그 이상이 되면 생리적인 안진이 나타날 수 있다. 또한 검사전에 시력장애, 사시의 유무를 확인할 필요가 있다. 검사할 때는 머리를 확실히 잡고 눈 운동에 따른 상대적인 머리운동을 억제시켜야 한다. 또한 환자가 눈을 자주 깜박일 경우 안진이 잘 관찰하기 어려우므로 눈을 깜박거리지 않게 주의를 준다.

다. 임상적 의의

주시안진은 P형(peripheral type)과 C형(central type)으로 분류한다. P형은 수평성 또는 수평회전 혼

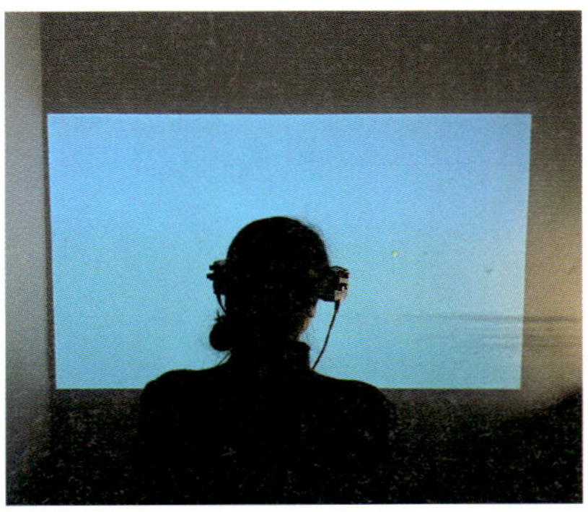

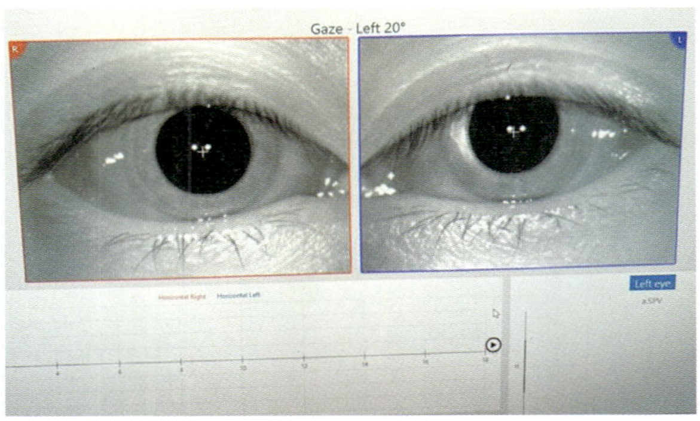

그림 4-6. 주시안진검사

합성으로 주시방향과 상관없이 그 방향이 일정한 것으로 말초성 장애인 경우가 많으며, C형은 안진방향이 주시방향에 따라 변하고, 아래안진이 나타난다면 중추성 원인이 많다(그림 4-7).

③ 신속운동검사(단속운동검사, saccade test)

가. 검사방법

비디오안진검사(video–based nystagmography, VNG) 기록을 실시하면서 피검자에게 정면 목표 불빛을 최대한 정확하고 빠르게 주시하도록 설명하고 스크린상의 레이저빔이나 광막대(light bar)상의 광원을 규칙적으로 일정한 진폭으로 이동시키거나 불규칙적으로 다양한 진폭으로 이동시키면서 이를 따라 시선을 고정하게 하고 눈운동을 관찰한다. 즉, 환자가 편안히 앉은 상태에서 머리는 고정하고 눈동자만 정면에 움직이는 불빛을 따라 보게 하여 눈운동과 목표물이 움직이는 시간 차이[지연시간(delay time)]를 측정한다. 이는 대략 200 msec인데, 이 시간이 감소하는 경우는 신속운동을 유도하는 경로에 병변이 있음을 의미한다. 필요할 경우 수직 방향에 대한 검사를 실시한다.

나. 임상적 의의

정상인의 경우 지표를 정확하게 추적(그림 4-8A: 정상 형태) 할 수 있지만, 소뇌를 중심으로 한 장애가 있는 경우 추적 이상(그림 4-8B: OVERSHOOT 형태) 이 나타나고, 전두엽이나 두정엽, 상구 상부의 피질하 단속운동 중추의 병변에서는 UNDERSHOOT 형태(그림 4-8C) 를 보인다. 단속운동의 잠복기 지연은 나이, 각성상태, 시각기능 이상 등에 의해 영향을 받으며 그 외에 헌팅턴병, 파킨슨병, 알츠하이머병 등에서 나타날 수 있다. 뇌줄기(중간뇌, 다리뇌)의 강한 장애가 있는 경우 지표와 일치하여 급속한 운동을 일으킬 수 없기 때문에 느린눈운동(slow eye movement)이 나타난다.

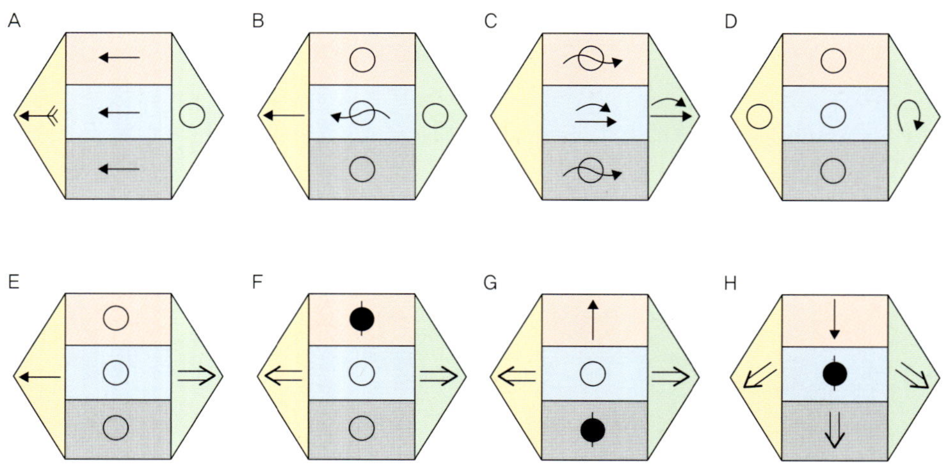

그림 4-7. 주시안진검사의 증례, A~D : P형 말초성 병변, E~H : C형 중추성 병변

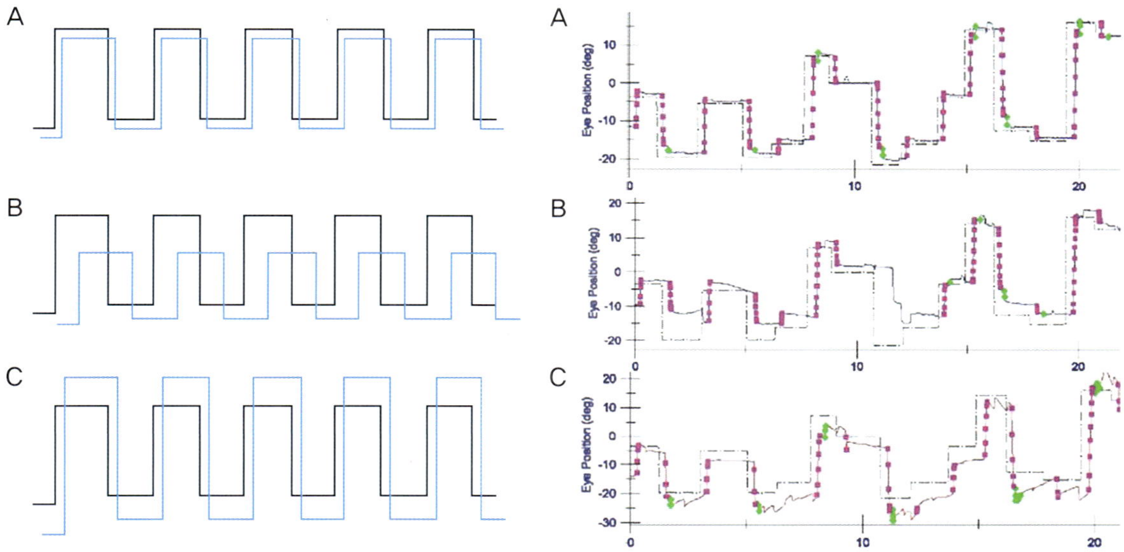

그림 4-8. 신속운동(Saccade)

④ 추종운동검사(시표추적검사, pursuit test, eye tracking test)

피검자의 머리를 고정시키고 정면을 보고 앉은 자세에서 스크린이나 광막대에서 컴퓨터로 조정되는 저속도의 목표물을 따라서 보는 동안 환자의 수평 눈운동을 관찰하는 검사이다(그림 4-9). 이러한 눈운동을 원활추종눈운동(시표추적성눈운동, smooth pursuit eye movement)이라 한다.

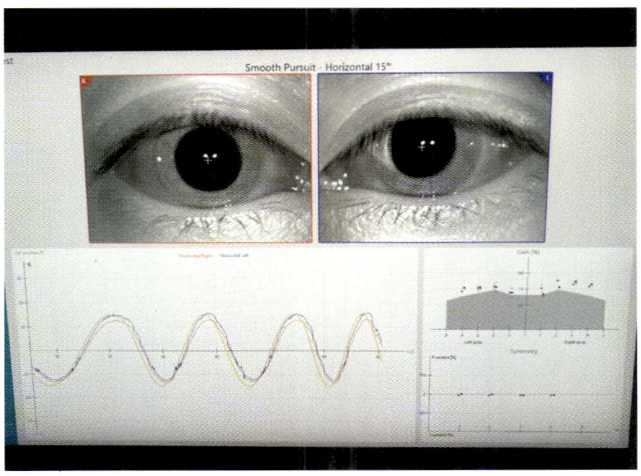

그림 4-9. 추종운동검사(시표추적검사)

가. 검사방법

암실에서 피검자를 편안히 앉히고 머리는 고정하고 눈동자만 정면에서 좌우로 부드럽게 움직이는 불빛(저속도 0.2~0.7 Hz와 30~40도/초)을 따라가게 한다.

나. 임상적 의의

정상인의 경우 시표를 부드럽게 추적할 수 있는 추적눈운동(그림 4-10A)이 일어나지만, 소뇌장애 등과 같은 중추성 질환에서는 실조성 장애가 일어나 톱니바퀴모양(cogwheel)의 추적 운동 장애가 초래된다(그림 4-10B). 필요할 경우 수직방향에 대한 검사를 실시한다. 목표속도가 0.5 cycle/sec을 넘지 않고 부드럽게 움직일 때의 검사로 이득(gain)은 목표물의 속도와 눈운동의 속도비로 나타나며 정상인에게서는 피검자의 나이에 따라 많은 차이가 있으므로 판독에 주의하여야 한다. 피로하거나, 부주의, 고연령, 말초미로 전정신경의 급성병변일 경우 말초성 병변이면 단속성 시추적이 나타날 수 있다(그림 4-11).

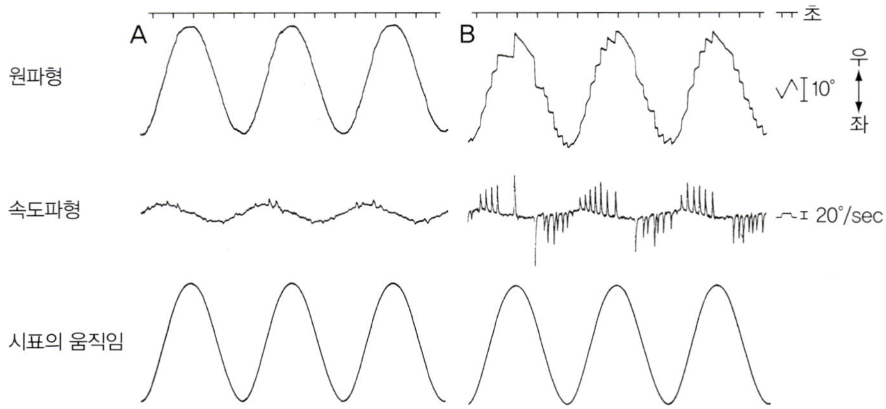

그림 4-10. 추적 눈운동 검사

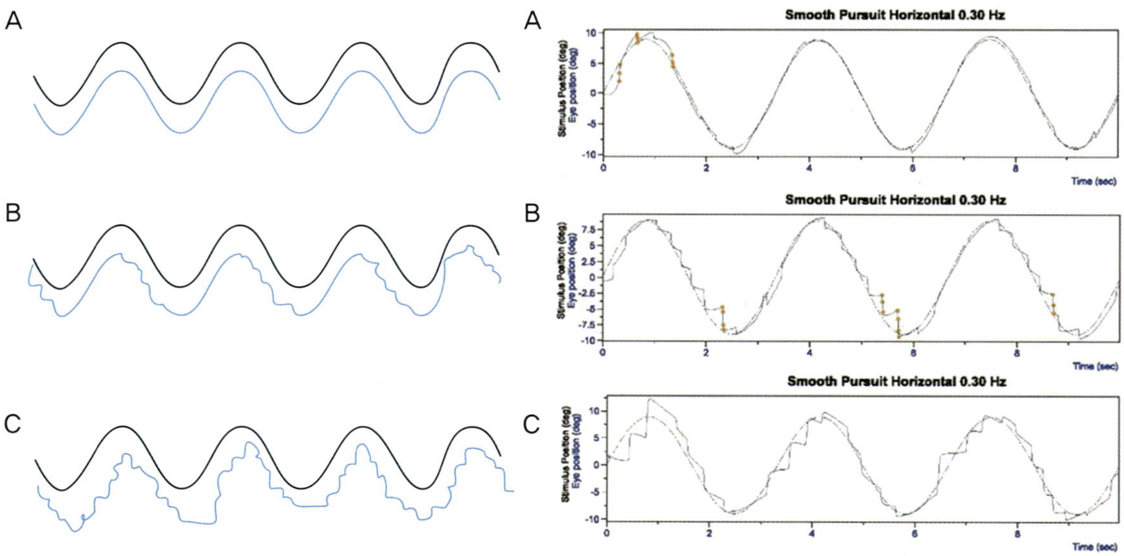

그림 4-11. 추적 눈운동 검사 파형

⑤ 시운동성 및 시운동성후 안진검사(Optokinetic & Optokinetic after nystagmus)

피검자의 머리를 고정시키고 정면을 보고 앉은 자세에서 광원이 좌측이나 우측으로 일정한 속도로 움직일 때 유발되는 시운동성 안진(optokinetic nystagmus, OKN)과 시운동 자극이 끝난 후에 나타나는 시운동성후 안진(optokinetic after nystagmus, OKAN)을 평가하는 검사이다. 시운동이 끝나면, 양쪽 속도저장계에 에너지를 저장하다가 자극 후에 저장된 에너지를 내보내어 후안진을 만들어 낸다. 양쪽이 차이나는 만큼 만들어내며 양측성 병변이면 양쪽방향 모두 시운동성 후안진의 감소나 소실이 보인다.

자동차 창밖의 경치를 보고 있듯이 차례차례로 일정한 방향으로 눈앞을 지나가는 물체를 바라볼 때 안진이 발생한다. 이와 같이 움직이는 물체를 파악하는 것을 주시기능이라 하는데, 완서상의 안진은 대상 물체가 움직이는 방향과 일치한다. 이러한 시각자극에 의해서 발생하는 안진을 시운동성 안진(optokinetic nystagmus, OKN)이라 한다. 이 안진은 시각경로와 안뜰눈돌림반사 경로의 양자에 의해 생기고, 뇌줄기 그 물체가 발현에 중요한 역할을 하고 있다.

이 검사에는 옴(Ohm)형의 전동식 자극장치를 이용한다. 드럼의 중앙에 피검자를 앉히고 주변에 있는 세로 줄무늬 모양의 드럼을 회전시키면서 이 모양을 1회에 한 번 추적하도록 하여 안진을 유발시킨 후 비디오안진검사를 실시한다(그림 4-12).

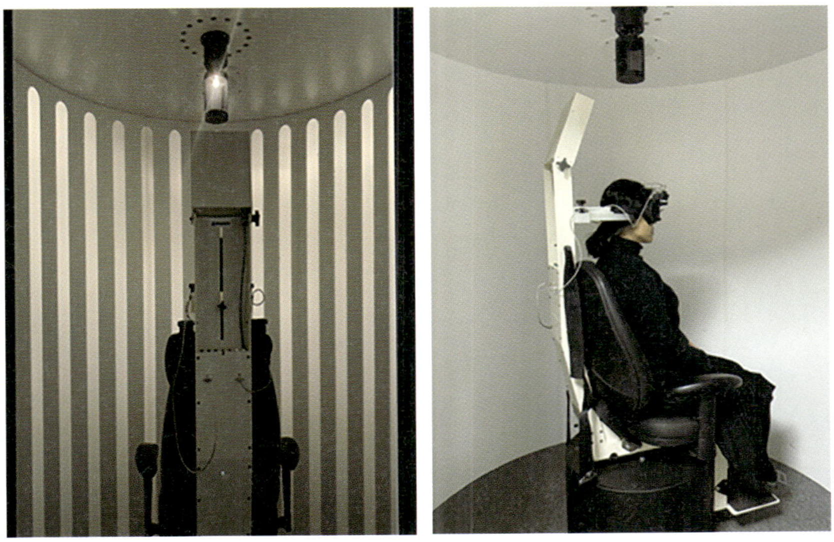

그림 4-12. 시운동성 안진검사 장면

가. 검사방법

㉮ 등속법

좌우 방향으로 10°/sec 간격으로 60°/sec까지 등속자극을 가한 후 기록한다(그림 4-13).

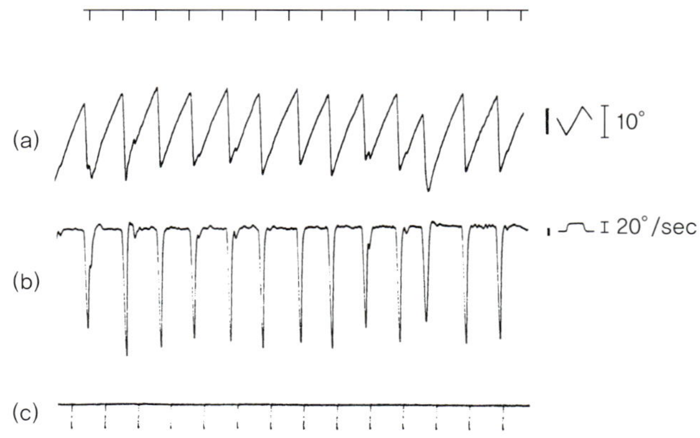

(a) 눈떨림의 원파형 (b) 눈떨림의 속도파형 (c) 눈앞을 지나가는 시표

그림 4-13. 시운동성 안진검사(등속법)

㉯ 가속–감속법

드럼을 +4°/sec 간격으로 하여 2배의 가속도로 160°/sec까지 가속한 후 곧바로 −4°/sec 간격으로 2배의 가속도로 감속시킨다. 전기안진검사의 기록지 속도는 1 mm/sec로 조절한 후 기록한다. 이 기록법은 시운동성 안진을 패턴의 형태로 인식시키는 것이다(그림 4-14).

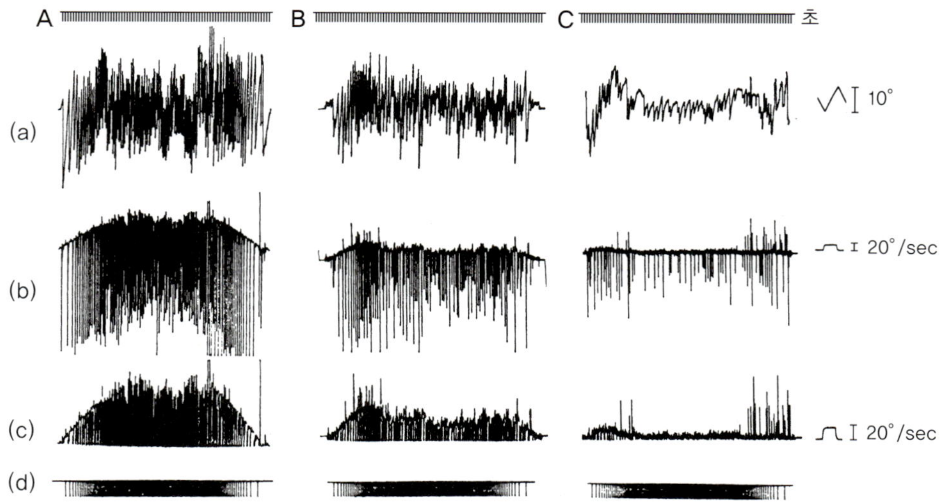

(a) 원파형 (b) 눈떨림의 속도파형 (c) 완서 속도파형의 확대 (d) 눈앞을 지나가는 시표

그림 4-14. 시운동성 안진검사(가속감속법)

나. 임상적 의의

시운동성 안진검사에서 정상일 때 안진의 완서상(slow phase)눈속도의 평균 값 차이가 10°/sec 이내로 나타나며 말초전정기능 저하 시 자발안진으로 인해 좌, 우 비대칭적으로 나타난다. 중추신경계 이상 시에는 비대칭이 더 심하고 안진의 방향이 반대로 나타날 수 있다(그림 4-15).

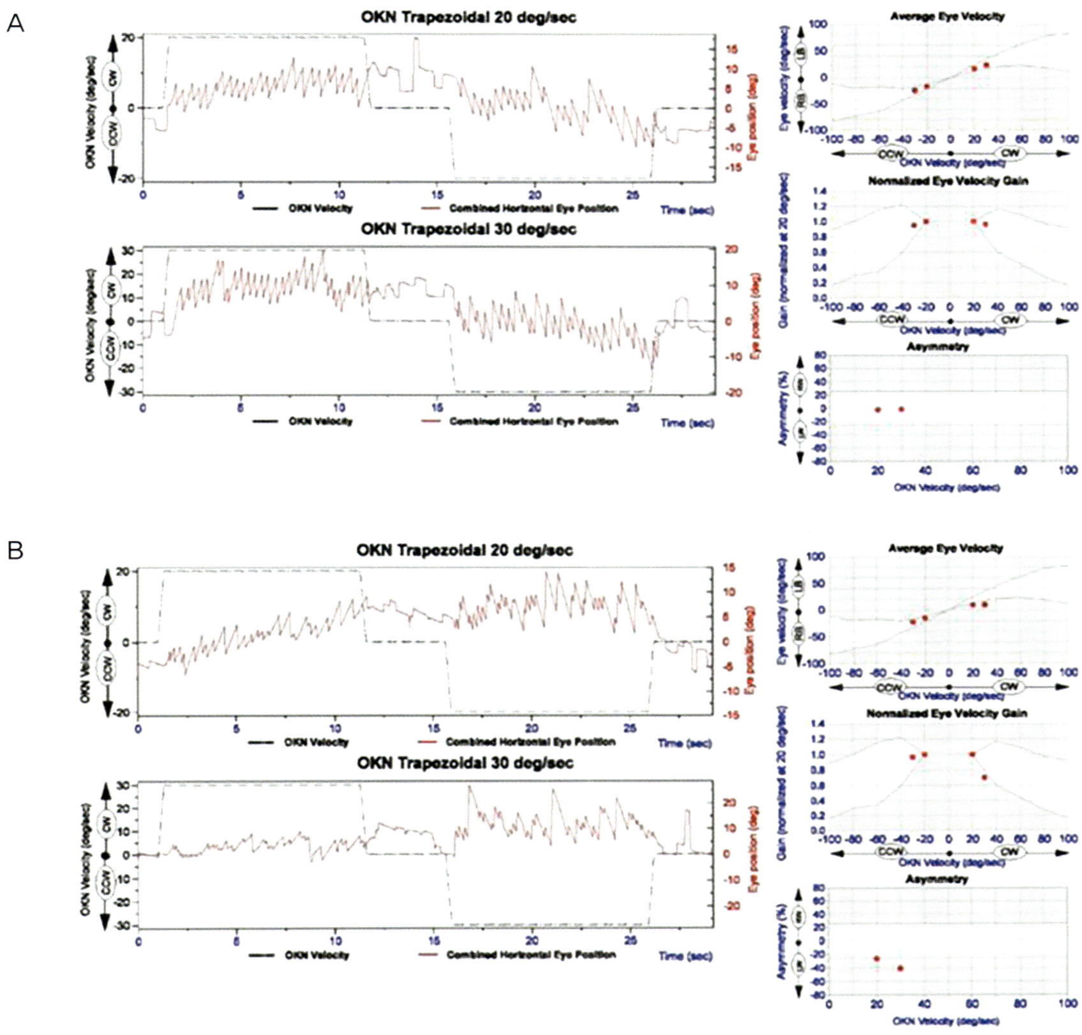

그림 4-15. 시운동성 안진 등속법 검사 파형 (A: 정상 파형, B: 좌·우 비대칭인 비정상 파형)

⑥ 두위안진검사(positioning test)

두위안진검사는 특정한 머리위치에서 안진이 유발되는지를 알아보기 위한 검사법이다.

좌 · 우 안뜰동안계의 불균형이 초래되면 정상 머리위치에서는 안진이 발생하지 않는다. 그러나 머리의 위치나 방향을 바꿀 경우 중력이나 직선 가속도를 감지하는 안뜰기관에 다른 자극부하가 가해져서 안진이 발생하는 경우가 있다. 특히 이석(otolith) 잔유물들이 반고리뼈관의 속림프로 유입되어 떠다니게 되면, 머리위치에 따라서 반고리뼈관이 자극되고 그 결과 특정 머리 위치에서 어지럼증과 안진이 유발된다. 또한 이미 자발안진이 존재하는 경우 머리위치자극 부하에 의해서 안진이 변하는 경우도 있다.

가. 검사방법

검사는 프렌젤 안경을 사용하여 앉은 자세(좌위), 누운 자세(앙와위)에서 검사를 실시한다. 머리위치는 앉은 자세의 경우, 정면위, 오른쪽아래, 왼쪽아래, 앞굽힘, 뒤굽힘에서 실시하고, 누운 자세의 경우, 오른쪽아래, 왼쪽아래, 정면에서 실시하고, 현수자세의 경우 정면, 오른쪽아래, 왼쪽아래에서 실시하며, 각 자세에서 30초 이상 측정한다(그림 4-16). 앉은 자세보다 누운 자세로 실시하면 쉽게 안진을 유발시킬 수 있다.

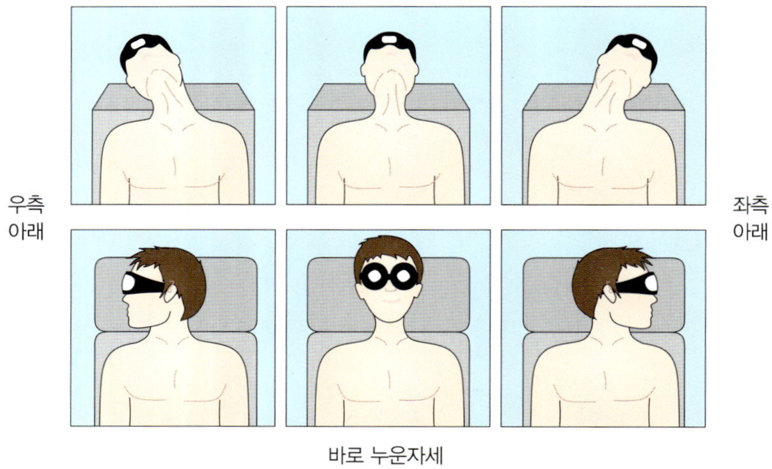

그림 4-16. 두위(머리위치)안진검사의 자세 및 머리위치

나. 검사상 주의점

안뜰기관에 안뜰자극 부하를 가하는 검사이기 때문에 머리위치를 바꿀 때는 가능한 천천히 반고리뼈관의 문턱값 이하 각속도(0.3~0.5°/sec)로 실시하여 세반고리뼈관에 의한 자극을 배제하여야 한다. 또한 두위변환 후 얼마 동안 안진이 출현하거나 점차 감쇠, 소실하는 경우가 있으므로 각 위치에서 최소 30초 이상 충분한 시간을 가지고 안진을 관찰할 필요가 있다.

다. 임상적 의의

두위안진검사(positioning test)에서 안진이 관찰될 경우 중추성보다는 말초성인 경우가 많다. 정상인에서도 약한 정도이지만 자발안진 또는 두위성 안진이 관찰될 수 있다는 보고가 있지만, 일단 검사에서 안진이 관찰되는 경우에는 안뜰기관 어딘가에 병변이 있음을 의심해야 한다.

㉮ 정방향성 두위안진

안진방향이 머리위치에 관계없이 일정한 것을 말한다. 수평회전 혼합성(그림 4-17A-a)인 경우는 말초안뜰장애가, 순수평성(그림 4-17A-b)인 경우는 소뇌, 뇌줄기의 편재성 병변이 의심된다. 말초 안뜰성의 경우 질환부위를 아래쪽으로 향하게 하면 안진의 빈도와 진폭이 증가하는 경우가 많다.

㉯ 회전성 방향 교대성 두위안진(그림 4-17B)

말초안뜰 장애가 있는 경우 많이 발생하며 양성 돌발성 체위성 어지럼증이 대표적 질환이다.

양성 돌발성 체위성 어지럼증은 이석(otolith) 잔유물이 반고리뼈관 내로 들어가면서 발생하는 안진으로 안진의 지속시간이 1분 이내의 일과성이며 특정 머리위치를 취할 때 나타난다.

㉰ 방향 교대성 상향성 두위안진(그림 4-17C)

소뇌를 중심으로 한 중추성 병변에 기인한 것이 많다. 대표적 질환으로서 척수소뇌변성증이 있다. 어지럼증이 수반되지 않는 경우가 많다.

㉱ 아래눈꺼풀 방향 수직성 두위안진(그림 4-17D)

현수자세의 머리위치에서 안진의 진폭과 빈도가 증가하는 경우가 많다. 소뇌의 소뇌벌레나 다리뇌, 숨뇌 등의 장애에 의해서 많이 출현한다.

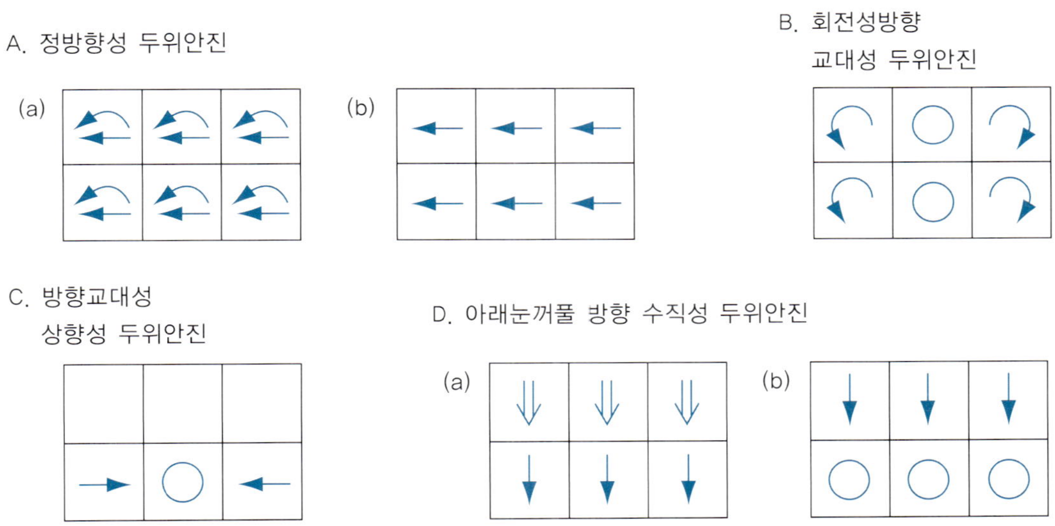

그림 4-17. 두위안진의 종류와 기록법

㉲ 위눈꺼풀 방향 수직성 두위안진

분명한 병소는 알 수 없지만 중간뇌 또는 다리뇌–숨뇌 접합부 부근의 병변에 의해서 출현하는 것으로 알려져 있다.

⑦ 두위변환안진검사(positioning nystagmus test)

두위변환안진검사는 머리의 운동 후에 나타나는 안진을 보기 위한 검사방법이다. 이검사를 시행하는 가장 대표적인 질환은 말초성 어지럼증의 양성 돌발성 체위성 어지럼증이다.

두위 안진검사에 비하여 세 개의 반고리뼈관에 동적인 가속도 부하를 가하여 유발되는 다양한 안진을 관찰할 수 있다.

가. 검사방법

㉮ 앞 · 뒤 반고리뼈관에 대한 두위변환안진검사(Dix–Hallpike 검사)

프렌젤 안경을 착용한 후, 피검자를 검사대에 앉힌 상태에서 머리를 왼쪽 또는 오른쪽 방향으로 45° 돌린 다음, 피검자를 눕히며 머리를 뒤로 젖혀 검사대 끝보다 약 20~30° 아래로 떨어뜨린다. 이 위치에서 30초 이상 유지하며 안진을 관찰한다. 그런 후에 다시 원래의 앉은 상태로 일으켜 세운다. 이때 중요한 것은 머리의 최종자세이며 눕는 속도는 크게 중요하지 않으므로 너무 빠른 속도로 할 필요는 없다(그림 4-18). 피검자의 어지럼증 상태, 안진이 나타날 때까지의 잠복시간, 안진방향, 지속시간, 검사반복 시 안진의 강도, 피검자를 원래 상태로 앉혔을 때 안진의 역전 현상 등을 관찰한다.

앞반고리뼈관은 뒤반고리뼈관에 비하여 이석(otolith) 잔유물이 유입되는 경우가 드물다. 양성 발작성 체위성 어지럼증의 원인은 뒤반고리뼈관으로의 이석(otolith) 잔유물의 유입에 의한 경우가 많다.

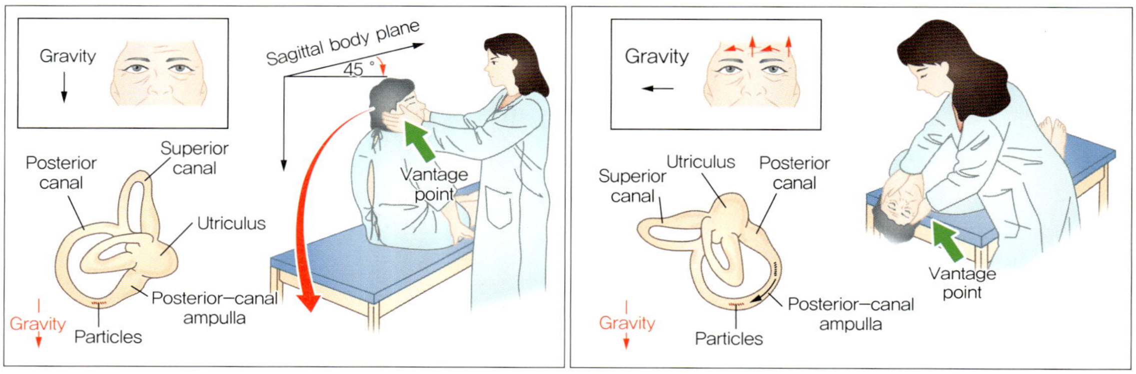

그림 4-18. Dix-Hallpike 검사

㉯ 가쪽반고리뼈관에 대한 두위변환안진검사(Supine roll test)

프렌젤 안경을 착용한 후, 피검자를 검사대에 누운 자세로 반듯이 눕힌다. 머리는 30° 앞굽힘시킨 후에 머리를 90° 왼쪽 또는 오른쪽으로 재빠르게 돌린다. 이 상태에서 최소 30초 정도어지럼증 및 안진을 관찰한다. 그런 후에 피검자를 다시 반듯이 눕힌 후 반대쪽으로 머리를 90° 재빠르게 돌려 어지럼증 및 안진을 관찰한다(그림 4-19). 이때 피검자의 어지럼증 상태, 눈 떨림의 강도, 방향을 주의 깊게 관찰한다.

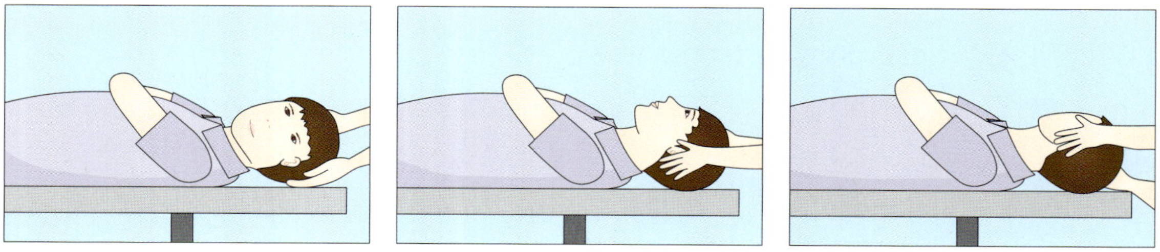

그림 4-19. 머리회전검사(Supine roll test)

나. 검사상 주의점

급격한 두위변환으로 뇌압이 쉽게 변하여 뇌압 항진증이나 큰구멍 부근의 병변이 의심되는 경우 주의를 요한다. 목뼈에 문제가 있는 경우도 주의가 필요하고 검사 중에는 정면을 향한 상태에서 눈을 뜨지 않도록 미리 피검자에게 주의를 준다. 또한 피검자의 머리를 검사자의 손으로 받쳐서 환자의 불안감을 줄이도록 한다. 또한 검사 전에 피검자에게 검사의 내용을 충분히 설명하여 나타날 수 있는 어지럼증이나 갑작스런 움직임으로 인해 당황하지 않도록 한다. 안진이 나타나는 경우는 검사를 1~2회 더 시행하여 피로현상을 본다.

다. 임상적 의의

㉮ 방향고정성 두위변환안진

뇌줄기 등의 중추 병변이 편재된 경우(그림 4-20A-a) 또는 한쪽의 말초 안뜰장애(그림 4-20A-b)로 안진의 방향 우위성이 존재하는 경우에 해당된다.

㉯ 반대회전성 두위변환안진(그림 4-20B)

양성 발작성 체위성 어지럼증이 나타난다. 머리위치를 변환시키면 안진이 출현하며 수초후에 반대방향에서는 안진이 감소한다.

㉰ 정방향성 수직성 두위변환안진(그림 4-20C)

아래눈꺼풀 방향 수직성 주시 안진이나 두위 안진과 같은 임상적 의의를 가지기 때문에 소뇌나 뇌줄기의 중심성 병변에 의해서 출현한다.

㉱ 역행성 수직성 두위변환안진(그림 4-20D)

앉은 자세로부터 누운 자세로 두위변환을 시키면 뒤반고리뼈관이 자극을 받아 안뜰동안 반사에의해 위눈꺼풀 방향의 안진이 유발되고, 누운 자세로부터 앉은 자세로 변환시키면 앞반고리뼈관이 자극되어 아래눈꺼풀 방향의 안진이 유발된다. 이것은 생리적인 현상으로써 정상인에 게서도 나타난다. 한편 두위변환 후에는 소뇌의 억제기능에 의해서 안진은 출현하지 않는다.

그러나 척수소뇌변성증 등과 같이 광범위한 비만성 소뇌 장애가 있을 경우 소뇌의 억제기능이 저하되기 때문에 두위변환 후에도 수직성 안진이 유발된다. 이러한 두위변환안진이 말초성인 경우는 안진의 출현과 동시에 어지럼증을 호소하는 경우가 많고, 중추성인 경우에는 어지럼증을 수반하지 않는 경우가 많다.

다음 기준을 모두 만족시킬 때만 양성 돌발성 체위성 어지럼증(BPPV)이라고 한다.

- 검사 시 어지럼증을 호소한다.
- 일시적인 반응이 30~40초 일어난다.
- 검사를 반복했을 때 점차로 반응이 감소한다.
- 고개가 떨어진 시점부터 안진이 나타낼 때까지의 잠복기가 5~10초이다.

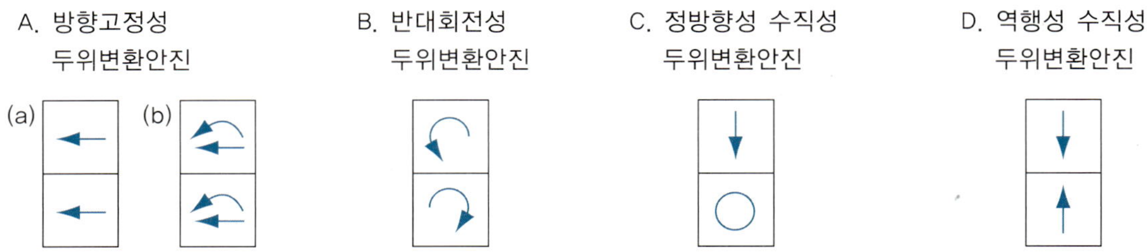

그림 4-20. 두위변환안진의 종류와 기록법

> **임상노트**
>
> **양성돌발체위현기증(Benign paroxysmal positional vertigo, BPPV)**
>
> 안뜰기관 3개의 반고리뼈관 상반고리뼈관, 측반고리뼈관 그리고 후반고리뼈관으로 되어 있고 2개의 안뜰기관은 타원낭과 구형낭으로 되어 있다. 반고리뼈관 내부에는 림프액으로 가득 차 있는데, 머리를 회전하면 속림프액이 상대적으로 반대방향으로 움직이고 이로 인해 섬모가 구부러져서 신호가 발생한다. 섬모는 한쪽 방향으로만 구부러지는 특징을 가지고 있다. 섬모가 한쪽 방향으로만 구부러지는 특징에 의해 나타나는 현상이 있는데 Ewald법칙이라고한다. 안뜰기관에는 칼슘성분의 작은돌조각 이석들이 있고, 감각모세포와 섬유가 있는 데, 앞뒤좌우 수직 움직임을 느낀다. 이석이 일부 떨어져 나와 반고리뼈관으로 흘러 들어 돌아다니면 빙빙도는 회전성어지럼을 느끼는데, 어지럼 지속시간에 따라 진단이 달라지는 데, 이석증 어지럼은 1분 이상을 넘지 않는다. 또한 이석증은 어지럼증에서 제일 흔하기도 하다. 검사 후 이석을 제자리로 넣을 수도 있는 데 이석정복술이라고 한다.
>
> Ewald 법칙 1 눈의 운동은 속림프액의 이동 방향과 같은 평면으로 유발하게 된다.
> Ewald 법칙 2 수평 반고리뼈관의 Yaw plane(고개를 도리도리 방향)으로 머리를 움직일 때와 속림프가 팽대부 방향으로(Ampullopetal) 움직일 때 최대안진을 보인다.
> Ewald 법칙 3 앞반고리뼈관과 후반고리뼈관은 Pitch plane(고개를 끄덕이는 방향)으로 머리를 움직일 때와 속림프가 팽대부와는 반대방향으로(ampullofugal) 움직일 대 최대의 자극을 받는다. 따라서 앞반고리뼈관은 고개를 굴곡시킬 때 뒤 반고리뼈관은 고개를 신전시킬 때 최대안진을 나타낸다.
>
> (참고문헌 : 이근호, 전정계의 해부생리학적 구조) 대한신경학회지 1998

⑧ 머리젓기후안진(두진후안진, Head Shaking nystagmus, HSN)

가. 검사방법

앉은 자세에서 프렌젤(frenzel) 안경 또는 고글을 착용하게 하여 시고정의 효과를 없애고 검사자가 환자의 머리를 잡고 수평면상에서 30~45° 범위 내에서 양측으로 약 20초간 약 2 Hz의 속도로 머리를 흔든 후에 멈추고 유발되는 안진을 관찰한다.

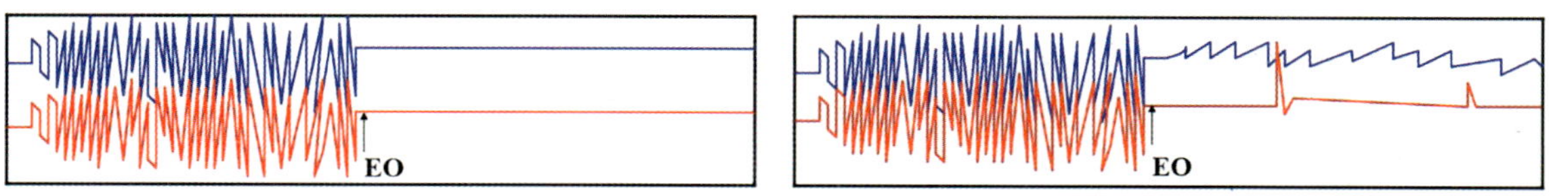

정상 비정상

나. 임상적 의의

일측 전정 소실 환자들은 자발안진이 사라진 후에도 머리를 흔든 후 병변의 반대측으로 편향하는 안진이 특징적으로 유발된다. 대부분의 경우에 20초 이내의 병변의 반대측으로 향하는 안진이 나타난 후 사라지지만, 간혹 저진폭 형태로 반대방향의 안진이 이어서 나타나는 경우가 있다. 이와 같은 현상은 좌우 수평 반고리뼈관과 속도저장계의 비대칭성을 시사하는 것으로 알려져 있다. 말초 감각기의 비대칭성이 있을 때 양쪽으로 같은 정도의 화전자극을 주게 되면병변측 말초 감각기의 이득이 낮아 속도 저장계에 축적되는 에너지의 비대칭성이 증가되고 머리 회전이 끝난 후에 축적된 비대칭성이 방출되어 느린 성분이 환측으로 향하는 안진이 초기에 발생하게 된다. 그러나 시간이 지나면서 안진의 위상역전(reversal phase)은 안뜰신경핵이나 중추에서 진행되는 안뜰보상기전에 의해 반대 방향으로 안진이 나타나게 되므로 병변의 측별 구분에는 도움이 되지 않는 것으로 알려져 있다. 머리젓기후안진(두진후안진) 보이는 경우에 중추성과 말초성에 대한감별은 필요하며 수평 방향으로의 머리젓기후에 수직 방향의 안진이 나타난다면(cross-coupling)중추성 병변을 시사한다.

⑨ 온도안진검사(Caloric test)

가쪽반고리뼈관은 수평면과 30°의 각도를 이루고 있으며, 팽대부는 앞쪽에 위치한다. 따라서 누운 자세에서 머리를 30°의 각도로 들거나, 앉은 자세 또는 선 자세에서 머리를 뒤로 60°의 각도로 젖히면 가쪽반고리뼈관은 수평면에서 수직으로 놓이게 되고, 팽대부는 위쪽에 위치한다. 이상태에서 외이도에 온수 또는 냉수를 주입하게 되면 외이도와 가장 가까운 가쪽반고리뼈관의 속림프의 온도가 변화하게 되고 온도 상승 또는 하강에 따라 대류현상이 발생하여 팽대부가 영향을 받게 되면 안진을 일으킨다.

온도안진검사란 외이도를 통해 체온과 다른 온도의 물 또는 공기를 주입하여 내이를 자극한 다음 이것에 의해서 발생하는 안진을 관찰하는 것이다.

외이도에 냉수 또는 온수를 주입할 경우 주로 가쪽반고리뼈관이 차가워지거나 따뜻하게 되고 이것에 의해 반고리뼈관의 속림프액 대류가 발생하게 된다. 그리고 이 대류에 의해서 반고리뼈관 내에 있는 털세포가 흥분하게 되고, 이러한 흥분은 안뜰신경을 통하여 안뜰눈돌림반사계로 전달되어 안진이 발생되는 것으로 생각된다. 그러나 온도 안진에는 가쪽반고리뼈관뿐만 아니라 앞 · 뒤반고리뼈관, 안뜰도 관여한다.

이 검사는 왼 · 오른쪽 귀를 각각 자극하여 같은쪽 또는 반대쪽의 말초안뜰 반응의 차이를 볼 수 있다는 장점이 있다. 외이도에 냉수를 주입할 경우 주입부의 반대쪽 방향의 안진이, 온수를 주입할 경우 주입부쪽 방향의 안진이 출현한다.

가. 검사방법

㉮ 냉온교차시험(Hallpike 법)

피검자를 눕힌 후 약간 높은 베개를 사용해 머리위치를 30°로 앞굽힘한다. 이렇게 하면 가쪽반고리뼈관이 수평면에 대해서 수직이 되어 가장 자극하기 쉬은 위치가 된다. 주사기를 이용해 외이도 후벽에 냉수와 온수를 주입한다(그림 4-21). 물을 주입하는 방법에 따라 개방회로법과 폐쇄회로법이 있다.

개방회로법은 냉수 또는 온수를 외이도에 직접 넣는 방법으로 물이 밖으로 흐르는 단점이 있으나 검사의 변화폭이 적어 안정적인 결과를 얻을 수 있는 장점이 있다. 폐쇄회로법은 고막천공과 같이 바깥 귀길에 직접 물이 닿으면 안 되는 경우에 사용하는 방법이다.

냉수자극으로는 30℃의 물을, 온수자극으로는 44℃의 물을 이용하는 방법이 민감도와 특이도가 높다. 주입량은 10초간 20 mL, 10초간 또는 15초간 50 mL을 주입한다. 온도안진에는 다른 자발안진과 동일하게 시각성 억제가 가해지므로 안진은 프렌젤 안경을 이용해 관찰 한다. 양쪽 귀에 교대로 냉 · 온수를 가하는 방법으로 오른쪽온수, 왼쪽온수, 오른쪽냉수, 왼쪽냉수와 같은 일정한 순서로 시행한다. 각 자극 조건에서 최소 3분간 안진을 기록하고, 직전자극의 영향을 줄이기 위하여 자극 사이의 간격은 5분 이상을 두어야 하며, 냉수 30℃, 온수 44℃의 검사를 실시해 물 주입 시점부터 안진의 종료시점까지의 시간을 측정한다.

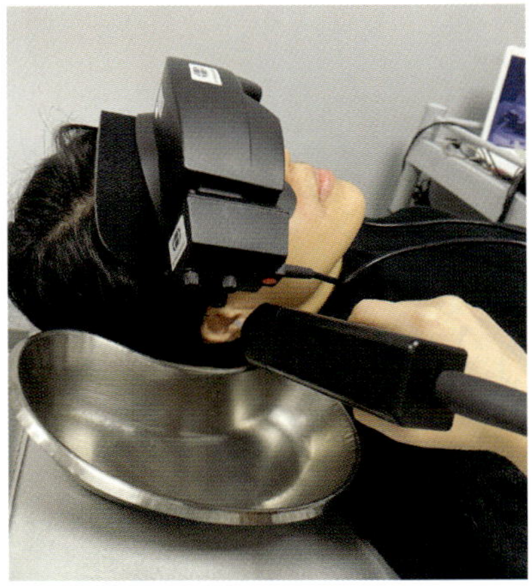

그림 4-21. 온도 안진검사

온도안진은 개인차가 있지만 정상인의 경우 2~3분간 안진이 출현 및 지속된다. 상당수의 피검자들의 경우 급속상의 방향과 일치하는 회전성 어지럼증을 호소한다.

㉯ 기타 간이법

약 20℃의 수돗물을 이용하거나 알코올을 소량 주입한 후 기화열을 이용하여 자극하거나 냉수를 이용하는 방법 등이 있다. 또한 고막이 천공되어 물 주입이 불가능한 경우 차거나 더운 공기를 외이도에 주입한 후 빠져 나오는 공기 온도(air caloric)를 측정하는 공기온도안진검사도 있다.

나. 검사상 주의점

㉮ 검사하기 전에 미리 어지럼증이 일어날 수 있으며, 어지럼증은 몇 분간 지속되지만 곧 안정된다는 것을 설명한다.

㉯ 물 주입 전에 이경(auriscope)으로 귓속을 면밀하게 관찰하여 고막 천공이나 외이와 중이의 질환 유무에 대하여 확인하고 귀지 등은 제거한다.

㉰ 천공과 귀의 염증 등과 같은 중이염 소견이 있을 경우 물 대신 멸균 생리식염수를 이용하거나 공기온도안진검사를 실시한다.

㉱ 물 주입 조건, 관찰 조건을 일정하게 한다.

㉲ 고막 천공이 있을 시에는 물 주입법은 시행하지 않는 것이 좋다.

㉳ 시각성 억제를 피하기 위하여 암시야에서 눈뜨기 및 각성 상태로 실시한다.

다. 임상적 의의(Jungkees 공식)

온도안진검사에서 측정되는 느린 성분 눈운동속도는 사람마다 개인차가 커서 절대적인 수치로 정상과 비정상을 판별하기 어려운 문제가 있다. 이러한 개인차를 없애는 방법으로 Jongkees가 고안한 다음의 공식이 널리 이용되고 있다. 가장 많이 시행되는 표준적인 양온교대 온도안진검사에서는 우온(right warm, RW), 우냉(right cold, RC), 좌온(left warm, LW), 좌냉(left cold, LC)의 4개 값이 측정된다. 온도곡선보다 반고리뼈관 기능저하(canal paresis, CP)와 안진방향 우위성(directional preponderance, DP)을 검사하는 데 유용하다(그림 4-22).

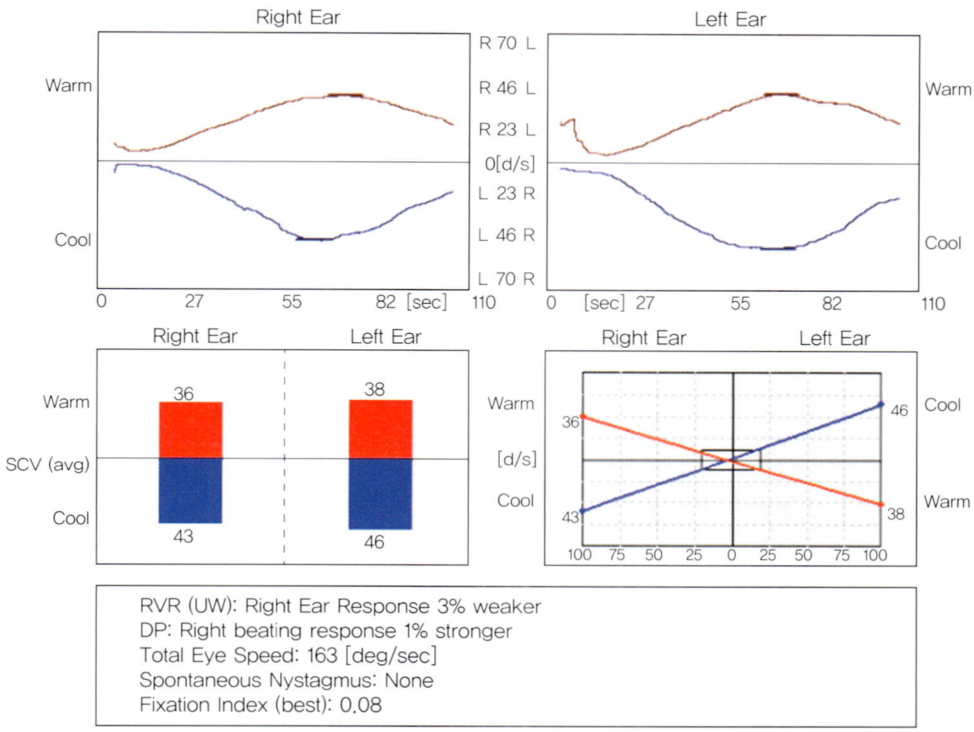

그림 4-22. 정상소견의 온도안진검사

반고리뼈관 기능저하(CP)는 왼쪽귀와 오른쪽귀의 반응 차이를 전체 반응의 합에 대하여 비율로 나타낸 것으로서 그 수치가 작을수록 양쪽 귀의 반응 차이가 없음을 의미한다. 안진방향 우위성(DP)은 왼쪽으로 향하는 안진의 반응과 오른쪽으로 향하는 안진의 반응 차이를 전체 반응의 합에 대하여 비율로 나타낸 것으로서 그 수치가 작을수록 양쪽으로 향하는 안진의 강도가 대칭적임을 의미한다.

$$CP(\%) = \frac{(LW + LC)-(RW + RC)}{(LW + LC)-(RW + RC)} \times 100(\%)$$

$$DP(\%) = \frac{(LW + RC)-(RW + LC)}{(LW + LC)-(RW + RC)} \times 100(\%)$$

반고리뼈관 기능저하(CP)란 냉·온수 자극에 의해서 한쪽 귀의 반응이 저하되는 상태를 말한다. 반고리뼈관 기능저하가 있는 경우 말초 안뜰계단의 기능저하가 초래된 것으로 판단한다. 반고리뼈관 기능저하율(CP%)이 클수록 장애의 정도는 커진다.

안진방향 우위성(DP)이란 냉 · 온수자극과 관계없이 일정방향의 안진이 유발되기 쉬운 상태를 말한다. 안진방향 우위성은 잠재된 안진 방향에 대한 방향 우위성이 있거나 안뜰 안진을 억제하는 중추의 기능장애가 있을 때 나타난다. 검사결과, CP%와 DP% 모두 20% 이상을 유의한 것으로 판정한다(그림 4-23).

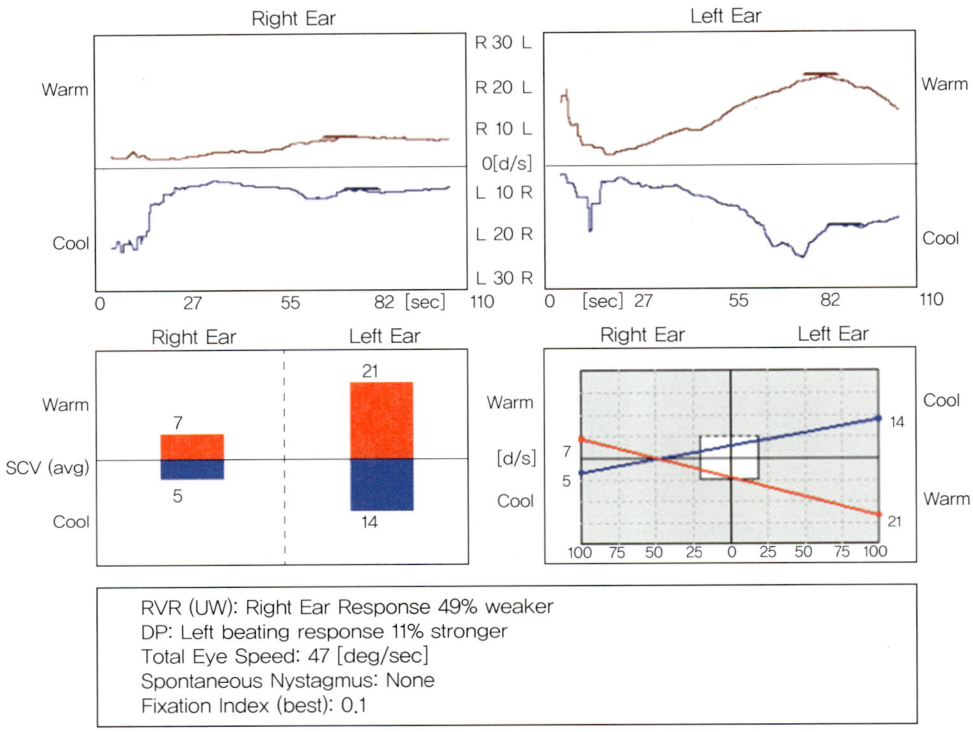

그림 4-23. 오른쪽 한쪽반고리뼈관 마비(49%)를 보이는 안뜰신경염 환자의 온도안진검사 소견

임상노트

안진검사 전 일반적인 환자준비 및 주의사항

① 검사 당일 4시간 전부터 금식한다.
② 검사 3일 전(최소 48시간 전)부터는 어지러워서 먹는 약, 신경안정제, 멀미약 등의 복용을 금지한다. 혈압약, 당뇨병약, 혈액순환 관련 약, 심장약, 갑상선 호르몬 대체 관련약 등의 기타 약은 복용 가능하다.
③ 검사 이틀 전부터 알코올, 카페인(커피, 홍차, 콜라, 초콜릿 등)은 먹지 않는다.
④ 콘택트렌즈 착용과 화장(특히 눈화장)은 하지 않는다.
⑤ 안과수술(백내장 수술)을 했을 경우 미리 알린다.
⑥ 검사 당일에는 편안한 복장으로 방문한다.
⑦ 검사 후 어지럼증 등의 부작용이 생길 수 있으므로 되도록 보호자를 동반한다.
⑧ 검사 도중 일시적으로 경미한 어지럼증, 구역, 구토 등이 있을 수 있다.

2) 시각억제(Visual suppression, VS)검사

온도안진검사 중 안진의 크기가 최대로 된 상태가 유지될 때 검사자의 손가락을 눈앞 50 cm의 거리에 두고 빛을 조사하여 피검자가 이것을 응시하게 한다. 물건을 응시하게 하면 소뇌를 중심으로 하는 시각억제경로가 작용하여 정상인의 경우 60% 이상 완서상 속도가 억제된다.

소뇌의 타래결절의 장애가 있는 경우 이러한 억제가 일어나지 않는다. VS 값이 10~40% 이하를 소실이라 한다. 다리뇌와 대뇌에 장애가 있을 경우 밝은 곳에서는 반대로 완서상이 증가하기도 한다(그림 4-24). 시각억제에서 완서상 속도측정에는 속도파형을 이용한다.

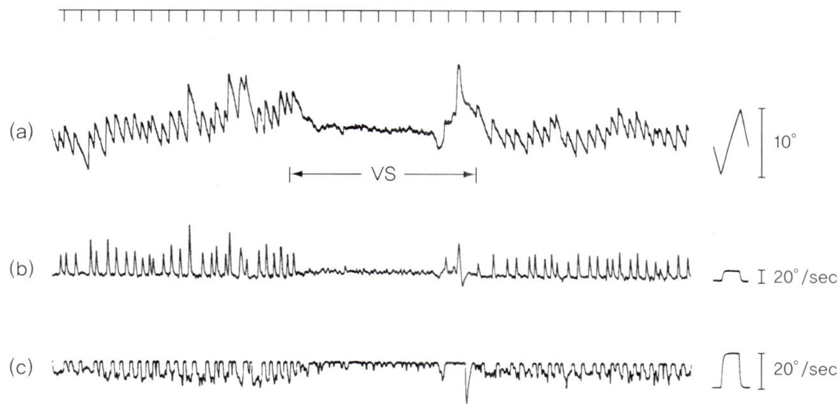

밝은 시야 상태에서 시표를 보게 하면(VS) 눈떨림이 억제된다.
(a) 원파형 (b) 속도파형 (c) 속도파형, 완서상의 확대

그림 4-24. 시각억제(visual suppression)

3) 회전의자검사(Rotation chair test)

인체를 수직축을 중심으로 수평하게 돌릴 때 수평반고리뼈관을 자극하여 발생하는 반사반응을 평가하는 것이다.

이때 머리를 앞으로 30° 숙이면 더 강한 반응을 얻을 수 있다. 환자는 암실에 앉아서 각성 상태를 유지하도록 계산이나 대화를 하며 회전의자를 회전시켜 안뜰눈반사를 유발시키는데, 이때 우회전(시계방향)하면 왼쪽으로 향하는 안진이 발생하고, 좌회전(시계반대방향)하면 오른쪽으로 안진이 발생한다. 환자에게 눈을 감지 않고 깜박이지 않도록 주의를 주고 각성이 유지되도록 계속해서 대화를 하여야 한다(그림 4-25).

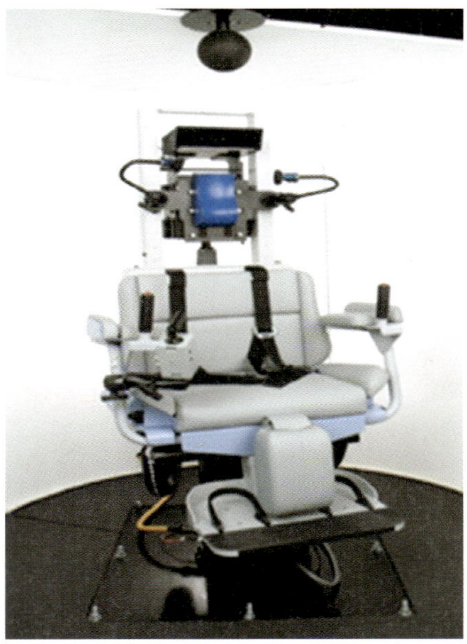

그림 4-25. 회전의자 검사

(1) 정현파 가속운동(Slow harmonic acceleration, SHA)

① 검사방법

회전의자에 머리를 고정하고 앉아 좌, 우측으로 향하는 여러 주파수에 걸친 회전자극을 가하여 눈운동 반응을 검사함으로써 전반적인 전정기능 특성을 파악하는 것이다. 0.01~0.64 Hz까지 검사 가능하다. 시야는 정면을 향하도록 하고, 0.01, 0.02, 0.04, 0.08, 0.16, 0.32, 0.64 Hz의 속도단위로 좌, 우 정현파 회전자극을 주면서 눈의 운동을 2~4주기씩 기록한다. 회전자극은 최고 각속도가 50~60도/초의 자극 강도를 갖는다.

② 검사 결과

가. 이득(Gain)

회전자극 후 일련의 보상적인 안진이 발생하며 이득은 눈운동의 느린 성분의 최고속도와 회전의자의 최고속도의 비로, 전정안구반사가 완벽한 경우 눈운동의 느린 성분은 머리 운동속도가 거울에 비친 것 같이, 머리운동과 반대방향의 동일한 운동이 나타난다. 즉 머리가 우측으로 회전함에 따라 눈운동은 머리운동속도와 반대되는 좌측 방향으로 일치하게 일어나며, 완전한 거울상인 경우 이득이 1이 된다. 비정상적인 이득의 감소는 양측 전정기관의 기능 감소 혹은 일측의 급성 전정기능 감소를 의미하며, 시간이 경과함에 따라 일측 급성 전정기능 감소에 의한 이득의 감소는 회복된다(그림 4-26A).

나. 위상차(Phase)

위상차는 눈운동 반응의 최고 속도의 시점과 회전의자(머리)의 최고속도 시점 사이의 시간관계를 각도로 표현한 것이다(그림 4-26B). 즉 회전자극과 눈운동의 시간차를 의미한다. 눈운동이 회전자극을 앞서는 경우를 위상차 선행(phase lead), 눈운동이 회전자극보다 늦게 나타나는 경우를 위상지연(phase lag)이라 한다.

위상차는 회전검사의 지표 중 반복해서 나타날 수 있는 가장 일반적인 지표이다. 일측 혹은 양측 전정기능의 감소 혹은 소실이 있는 경우 위상차 선행이 더욱 커지며, 비정상적인 위상차 지연을 보이는 경우에는 중추신경계의 병변, 특히 뇌간 혹은 소뇌 후반부의 손상을 고려해야 한다.

다. 대칭(Symmetry)

대칭은 느린 성분 눈운동 최고 속도의 좌, 우측의 비율로 백분율로 표시된다. 우측으로 향하는 느린 성분의 눈운동은 상방(양수)으로, 좌측으로 향하는 느린 성분의 눈운동은 하방(음수)로 표기하며 좌, 우 15% 까지를 정상범위로 한다. 우측의 병변이 있는 경우, 좌측 방향의 느린 성분의 눈운동이 약해 우측으로 비대칭(asymmetry)이 나타나게 된다. 또한 자발안진이 있는 경우 회전자극에 의한 눈운동에 자발안진의 반대측으로 느린 성분의 눈운동이 더해지므로 반대측으로 비대칭이 나타난다(그림 4-26C).

③ 주의사항

회전자극에 소요되는 시간은 점점 짧아지고, 환자의 각성 상태에 의해 검사결과에 영향을 많이 받으므로, 검사의 신뢰도를 높이기 위하여 검사자는 검사 중 환자의 각성 상태를 확인하고 환자가 숫자를 세거나 구구단을 외워 각성 상태를 유지하도록 하야 한다. 또한 전정기능에 영향을 주는 약제를 검사 48시간 이내에 복용했는지 검토해야한다.

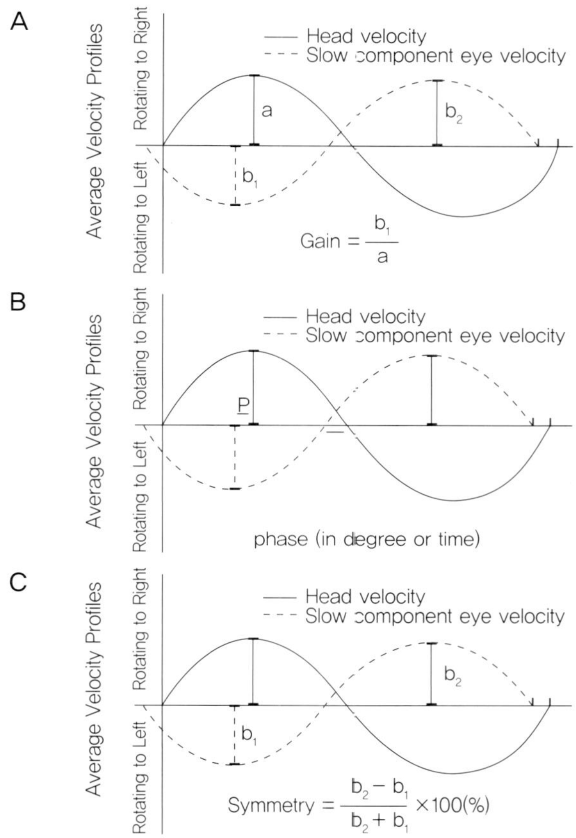

그림 4-26. 정현파 회전검사에서의 이득(A), 위상차(B), 대칭(C)

④ 임상적 의의

회전검사의 유용성은 전정기관의 변화, 특히 양측의 전정병변을 초기에 진단하는데 유용하다. 또한 유아나 소아에서 온도안진검사를 하지 못하는 경우에 유용하고 온도안진검사에 비하여 쉽고 시간을 절약하며 검사할 수 있다. 그러나 안진검사와 회전검사는 전정안구반사의 일부만 측정하는 것으로 전정기관의 다른 요소들, 즉 외측반고리뼈관 이외의 다른 반고리뼈관들과 안뜰기관에 대한 요소, 뇌간에서의 반응 등을 고려하여야 한다. 또한 검사결과는 환자의 병력, 증상 및 다른 소견들을 종합하여 판단하여야 한다.

- 급성 일측성 말초전정병변

말초전정병변의 손상에서 먼저 나타나는 현상으로 이득이 감소하기 전에 속도저장의 손실로 저주파들에서 위상차 선행이 나타난다. 위상차의 이상은 영구적이어서 일측성 전정계병변 후 중추신경계의 보상이 일어난 후에도 위상차 선행은 남는다. 이득의 감소는 저회전주파수(0.1 Hz이하)에서 일어나며, 회전검사에서 이득의 측정은 양측 전정계의 반응을 나타내는 것이므로 모든 회전주파수에서 이득이 감소된 경우 양측의 말초전정기능의 기능 감소를 의미한다(그림 4-27A).

– 양측성 말초 전정기능 장애

이독성약제 등에 의한 양측성 전정기능 감소 혹은 마비는 많은 주파수에 걸친 이득의 감소와 위상차 선행의 증가를 나타낸다. 양측으로 전정기능이 완전히 소실되었을 경우에는 이득이 거의 0에 가깝게 저하되고, 이러한 경우에는 눈운동이 전혀 발생되지 않으므로 위상이나 비대칭을 분석할 수 없다.

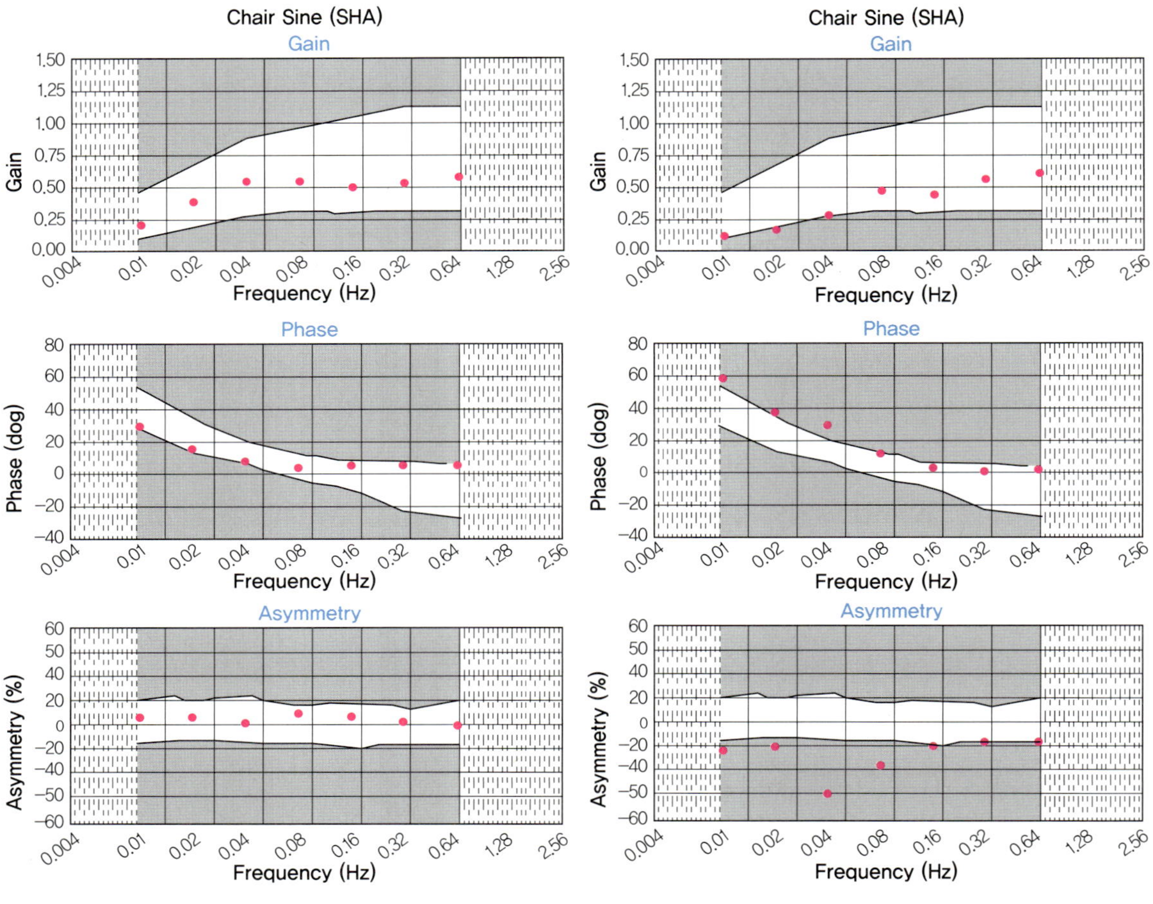

그림 4-27. 정상(A) 급성 일측성 말초전정병변(B)

(2) 시-전정 상호작용(Visual-vestibular interaction)

회전검사 중 시각을 고정하거나 시운동자극(optokinetic stimulus)을 가하여 눈운동의 변화를 관찰하는 검사로 시고정 검사(visual fixation)와 시각 전정 눈 반사 검사(visual enhanced vestibular ocular reflex)가 있는데 시고정 검사는 시각고정에 의한 이득의 감소 여부를 측정하고 시각 전정 눈 검사는 눈운동의 상승을 초래하는 시운동자극을 가함으로써 이득의 증가 여부를 판정하게 된다.

① 시고정(Visual fixation)검사

온도안진검사에서 시각 고정을 시키는 경우 눈운동이 감소하는 것과 같이 시고정 검사는 회전검사 중 회전의자와 같이 움직이는 레이저빔을 주시시켜 눈운동의 감소를 확인한다(그림 4-28). 회전의자는 0.04~0.32 Hz로 회전하면서 전정안구반사의 이득의 감소 여부를 측정한다. 시고정 검사에서 이득은 아주 낮은 0.2 이하를 정상범위로 정하고 있다.

시고정 검사는 중추전정시각계를 평가하는 것으로 지속적인 시각자극의 입력이 있는 경우 전정안구반사가 억제되는 것이 보통이나 시각입력에 전정안구반사의 억제가 없는 경우 뇌간 혹은 소뇌 손상을 의심하여야 한다. 즉, 정상 혹은 말초전정병변이 있는 경우는 이득이 감소하나 중추신경계의 이상이 있는 경우 이득의 감소가 뚜렷하지 않을 수 있으며, 비정상적으로 높은 시고정 검사는 소뇌의 손상을 의심하여야 한다.

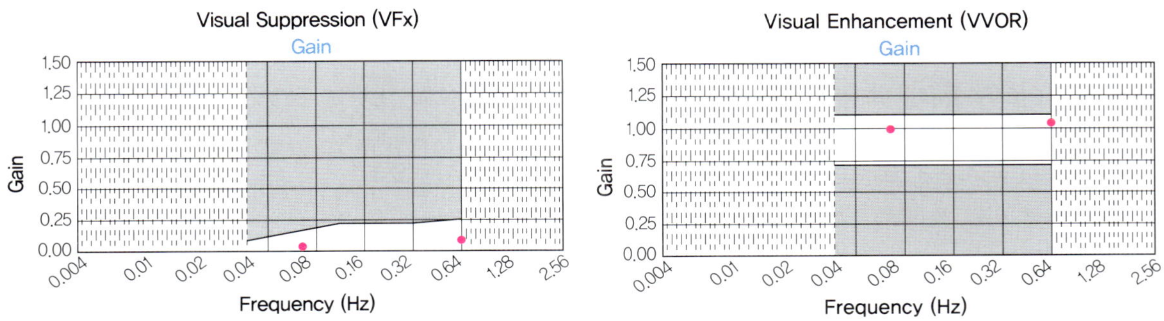

그림 4-28. 시고정 검사 정상(A) 시각 전정 눈 반사 검사 정상(B)

② 시각 전정 눈 반사 검사(Visual enhanced vestibular ocular reflex)

회전의자를 0.04~0.16 Hz 속도로 의자를 회전하며 동시에 천장에 부착된 시운동자극기의 명암 줄무니(stripe)를 booth 벽에 고정 투사하며 환자에게는 줄무늬(stripe)의 숫자를 세도록 지시한다. 회전 중 지속적인 시운동자극을 가하며 전정안구반사의 이득을 측정한다.

정상인 경우 시운동자극으로 시자극을 동시에 주는 경우 전정안구반사가 시운동성 안진과 상승효과를 일으켜 안진 반응을 증진시킨다. 시각 전정 눈 반사 검사의 정상 이득은 0.8~1.0로 비정삭적으로 높을 경우는 소뇌의 손상을 의심하고 비정상적으로 낮은 경우는 뇌간의 병변을 의심하여야 한다.

(3) 계단형속도검사(Step velocity test)

① 검사방법

암시야에서 고개를 30° 숙인 자세로 환자를 회전의자에 앉힌 후 정지상태에서 시계방향 또는 반시계방향으로 일정한 가속도(100°/sec^2)로 회전속도를 높혀 일정속도(100°/sec)로 유지하다가, 다시 일정한 감속도로 회전속도를 줄여 의자를 정지시키면서 안진을 기록, 분석하는 검사이다.

정지상태에서 일정 가속도로 회전자극이 시작되거나, 일정 속도로 회전하다가 일정 감속도로 회전을 멈추게 되면, 반고리뼈관 내의 속림프 이동과 팽대부릉정의 변위가 일어나 눈의 운동이 유발된다. 이때 회전자극에 대한 반고리뼈관에서의 반응신호가 끝난 후에도 눈의 반응은 한동안 더 지속되어 나타나는데, 이는 속도저장(velocity storage)기전에 의한 것이다(그림 4-29A).

시계방향(우측)회전의 회전 중 나타나는 눈운동은 우측 외측반고리뼈관이 자극되고 좌측의 외측반고리뼈관이 억제되어 나타나므로 우측의 기능을 대표한다고 할 수 있고, 회전정지 후 안진운동(post-rotary nystagmus)은 좌측 외측반고리뼈관이 자극되며 우측이 억제되어 나타나는 눈운동이므로 좌측의 기능을 대표한다고 할 수 있다. 반대로 반시계 방향(좌측)으로 회전하는 경우 회전 중 눈운동은 좌측을, 회전 후 눈운동은 우측의 기능을 각각 대표한다. 이러한 눈운동을 분석하여 시간상수, 이득, SCEP (slow cumulative eye position) 등을 측정한다.

$$\text{방향우위성}(\%) = \frac{(a+d) - (b+c) \times 100}{a+b+c+d}$$

a : 시계방향 회전 중 안진 Tc, b :시계방향 회전 후 안진 Tc

c : 반시계방향 회전 중 안진 Tc, d : 반시계 방향 회전 후 안진 Tc

가. 시간상수(Time constant, Tc)

시계 방향 혹은 반시계 방향으로 가속회전을 시작하여 일정한 속도로 등속 회전하는 경우 초기 최대의 눈속도를 갖는 보상적인 눈운동, 즉 초기느린성분의 속도(initial slow component velocity)가 발생하고 점차 눈운동의 속도는 감소하여 약 30~60초 전후에 눈운동일 소실 된다(Hain, 1992). 충분한 시간 동안 일정한 속도로 회전자극을 가한 후 감소되는 안진의 느린 성분을 분석하면 최초 급속한 안진의 발생이 있고 이후 지수커브와 유사하게 감소하여 속도가 0에 근접하게 된다. 이때 최고 눈속도의 37%까지 감소되는데 소요되는 시간을 시간상수라 한다. 말초전정기능의 이상이 있는 경우 중추신경계의 속도저장계(velocity storge mechanism)가 작동되지 않으므로 시간상수가 감소한다(그림 4-29B).

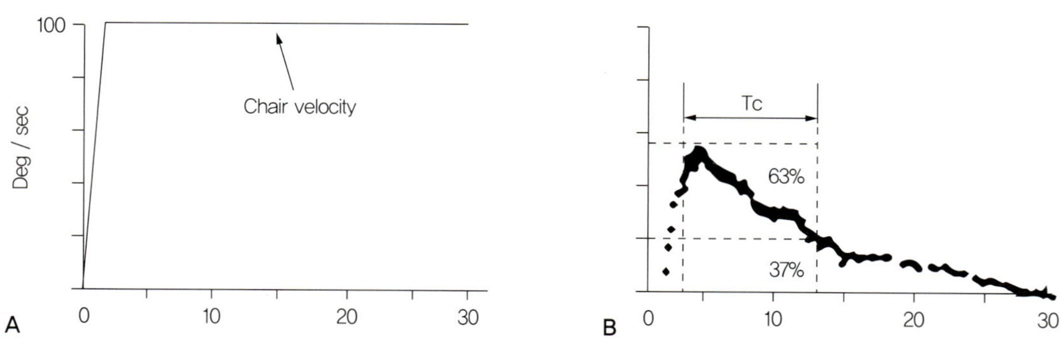

그림 4-29. 회전속도(A)와 시간상수(Tc)(B)

일반적으로 시간상수가 10초 이하인 경우 비정상으로 간주한다. 임상적으로는 좌, 우측의 회전중안진 및 회전후안진의 시간상수를 비교하여 전정기능의 이상을 찾을 수 있다. 좌우 측의 Tc를 비교하여 백분율을 구하는 경우 방향우위성(directional preponderance)를 알 수 있다.

나. Slow cumulative eye position(SCEP)

SCEP는 초기 최대안진 속도에서 안진이 없어질 때까지 안구운동의 느린 성분 속도의 총합으로 단위는 속도×시간에 의해 도(°)가 된다. 이는 주어진 자극에 의해 나타나는 안진의 속도를 누가시킨 반응의 총량을 의미하는 것으로서, 시간 상수가 주로 속도저장계의 기능을 측정하는 것인 반면, SCEP는 말초 전정기관의 회전자극에 대한 민감도와 속도저장계의 기능을 종합적으로 평가하는 변수이다.

2. 동적자세 검사(Dynamic posturography)

1986년 Nashner 등에 의해 개발된 동적자세 검사는 전통적인 안뜰기능 검사와 달리 신체의 평형유지에 필요한 시각, 체성, 미로성 자극을 조합하여 개별적 및 종합적으로 감각계와 운동계의 기능을 평가하여 어지러움 환자의 진료에 도움을 줄 수 있는 검사이다. 동적자세 검사의 측정장치는 주변시야 장치(visual surround), 움직이는 발판(platform) 및 컴퓨터로 구성되어 있다.

1) 검사방법

(1) 지각조절 검사(Sensory organization, SOT)

몸감각을 선택적으로 자극하기 위해 발판의 고정여부와 시각계의 선택적 자극을 위해 눈뜨기, 눈감기, 혼동시각(눈뜬 상태에서 주변 시야가 움직이는 상황)을 조합하여 6조건의 검사로 구성된다. 각 조건에서 1회에 20초씩 3회 반복 실시되며, 평형점수(equilibrium score), 운용점수(strategy) 및 몸의 무게중심(COG alignment)을 구한다. 검사의 기록은 각 조건별로 신체의 흔들림을 기록하고 점수로 환산하여 미리 입력된 연령별 정상치와 함께 보여주므로 정상치와 얼마나 차이가 있는가를 쉽게 알 수 있다.

임상노트

지각조절검사의 측정변수

① 평형점수(Equilibrium score)

: 전 후 방향에서 평형유지한계 범위인 12.5° 이상의 동요를 0점, 동요가 없을 때를 100으로 환산한다.

② 운용점수(Strategy score)

: 기립한 자세에서 평형을 유지하기 위한 운동에 이용되는 족관절과 고관절의 비율로써, 족관절만을 사용할 때 100점, 고관절만을 사용할 때를 0점으로 정해 백분율로 나타낸다.

③ 무게중심정렬(COG alignment) *COG;Center of gravity

: 중심유지능력

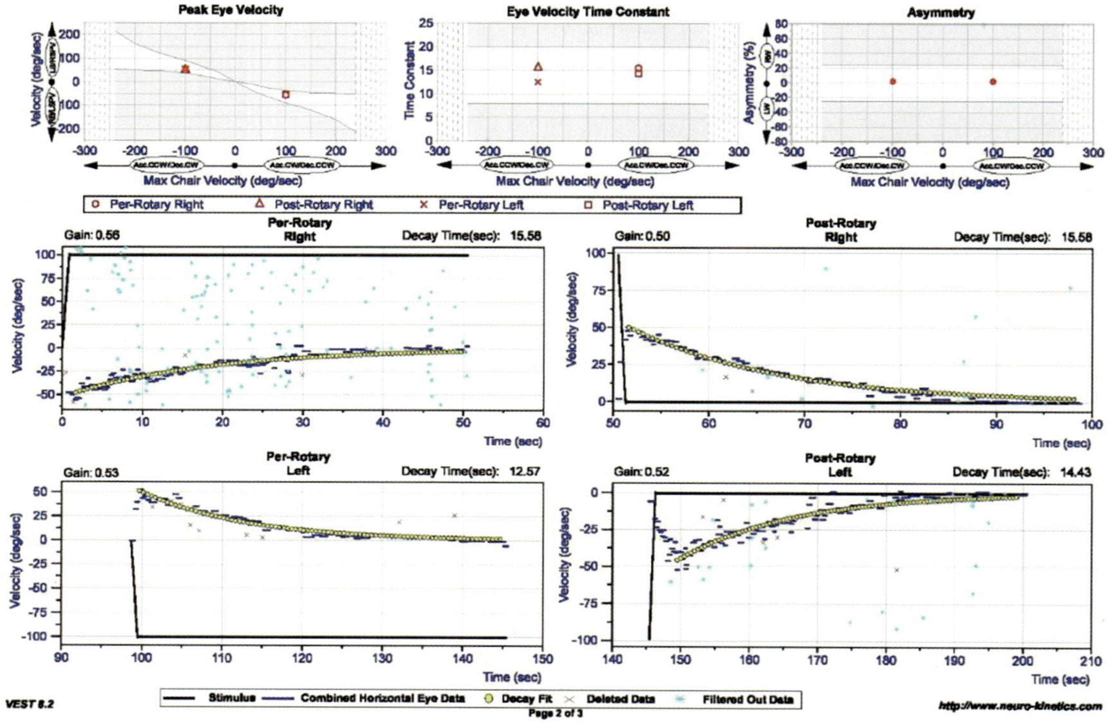

그림 4-30. Velocity step 검사 정상

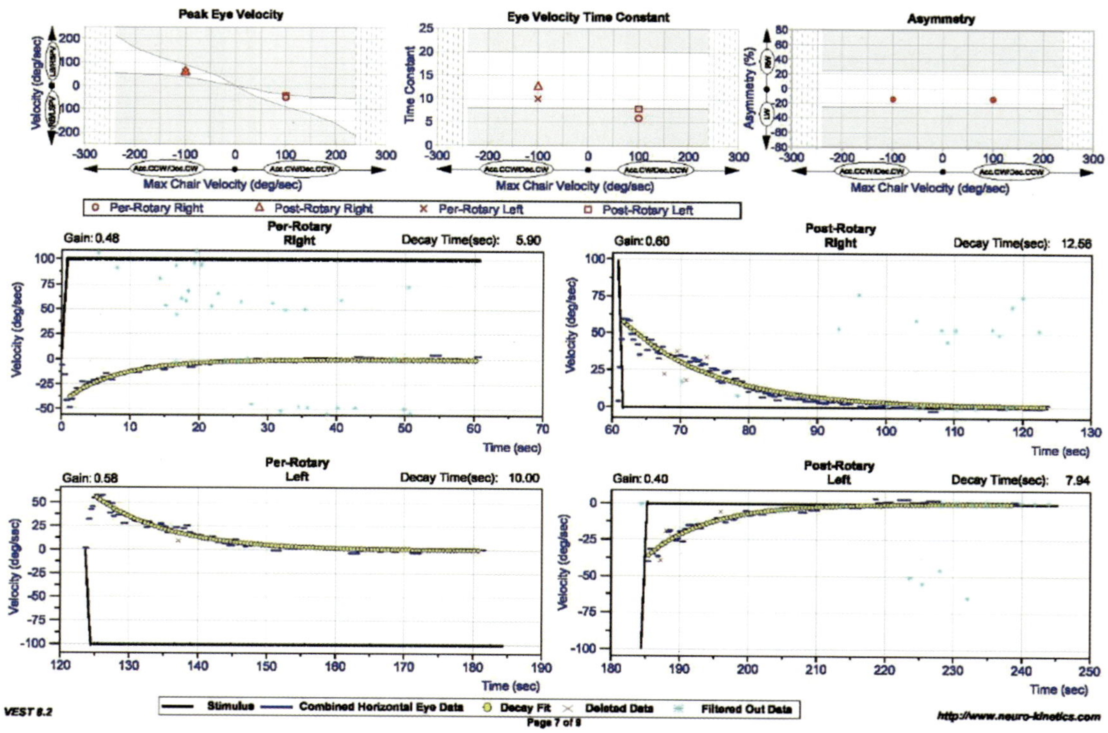

그림 4-31. Velocity step 검사 비정상(일측 말초 전정기능장애)

조건 1, 2, 3은 고정된 지지면에서, 4, 5, 6은 고정되지 않은 지지면에서 검사를 실시한다.

조건 1 눈뜨기 + 발판고정에서 신체동요를 검사 → 전정, 시각, 체성 모두 이용하여 균형을 잡는다.

조건 2 눈감기 + 발판고정에서 신체동요를 검사 → 체성, 전정 이용한다.

조건 3 눈뜨기 + 주변시야 움직임에서 신체동요를 검사 → 정상인은 체성, 전정감각을 이용하여 잘못된 시각 자극 무시한다.

조건 4 눈뜨기 + 발판움직임 → 정상인은 체성감각의 소실로 흔들림 증가하고 그러나 시각과 전정감각에 효과적으로 사용한다.

조건 5 눈감기 + 발판움직임 → 전정감각만으로 서 있는 게 가능하고 흔들림이 증가한다.

조건 6 눈뜨기 + 발판움직임 + 주변시야 움직임 → 시각과 전정감각이 일치하지 않고 정상인은 잘못된 시각은 무시하게 된다. 그러나 전정기능저하인 경우 시각에 의존하게 되어 흔들림이 증가한다.

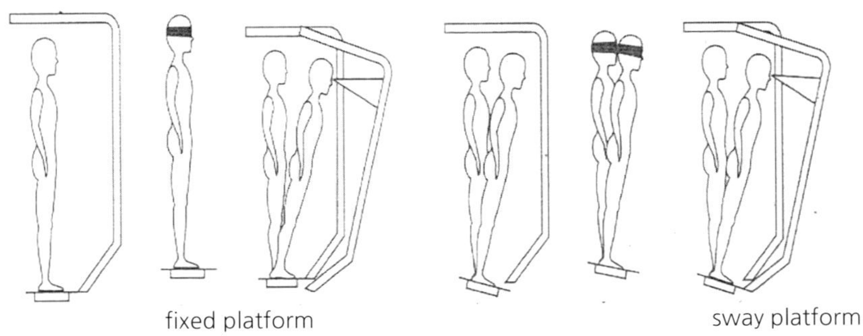

Condition	1	2	3	4	5	6
Vision	Normal	Closed	Referenced	Normal	Closed	Referenced
Support	Fixed	Fixed	Fixed	Closed	Referenced	Referenced

그림 4-32. 지각조절검사(SOT)의 6가지 조건

(2) 운동조절 검사(Motor control test, MCT)

발판이 갑자기 움직일 때 자동자세 반사로 나타나는 운동을 분석한다(그림 4-35). 운동조절 검사는 발판의 움직이는 속도 및 시간에 따라 결정되는 발판에 움직임의 크기와 발판에 전, 후 방향을 조합하여 검사한다. 이 검사는 자세를 유지하기 위한 정지동작에서 양쪽 다리에 가해지는 힘의 균형을 나타내는 정지강도, 발판이 움직이고 난 후 자세를 유지하기 위한 동작이 시작되기 전까지의 시간인 잠복기(latency), 무게 중심을 수정할 때 양쪽 다리에 가해지는 반응강도 등을 측정한다.

발판이 전방(forward)이동으로 작은(small)크기(5 cm/sec, 250 msec)로 움직일 때 이에 반응하여 신체의 균형을 유지하는 동작을 분석한다. 같은 방법으로 중간(medium)크기(10 cm/sec, 300 msec), 큰(large) 크기(15 cm/sec, 400 msec)로 운동조절검사를 시행하며, 발판의 후방(backward)이동으로 역시 작은 크기, 중간 크기, 큰 크기의 검사를 시행한다(6가지 조건).

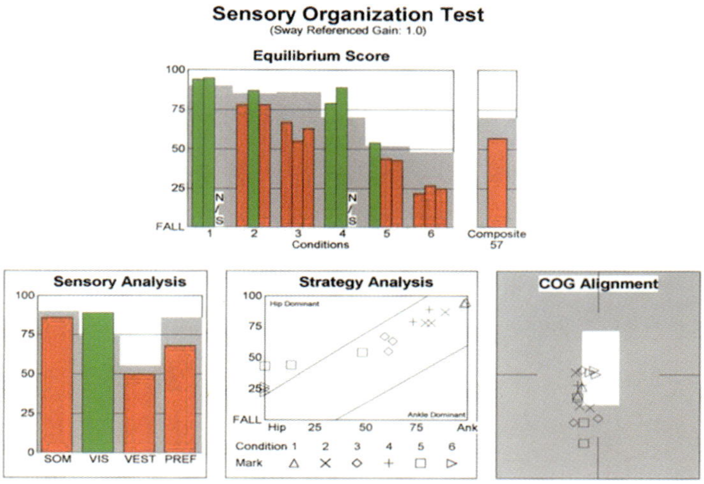

Impairment	Ratio Pair	Significance
SOM Somatosensory	Condition 2 Condition 1	Patient's ability to use input from the *somatosensory* system to maintain balance
VIS Vision	Condition 4 Condition 1	Patient's ability to use input from the *visual* system to maintain balance
VEST Vestibular	Condition 5 Condition 1	Patient's ability to use input from the *vestibular* system to maintain balance
PREF Visual Preference	Condition 3+6 Condition 2+5	Degree to which patient relies on visual information to maintain balance, even when the information is incorrenct

그림 4-33. 지각조절검사 결과 및 해석

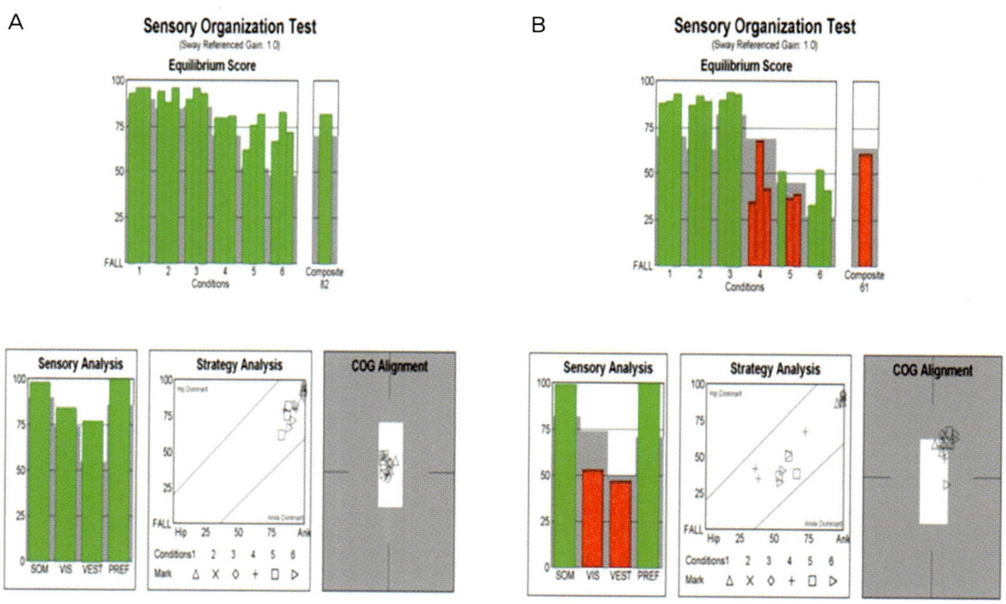

그림 4-34. 지각조절검사 정상(A), 시각 및 전정기능의 잘못 이용(B)

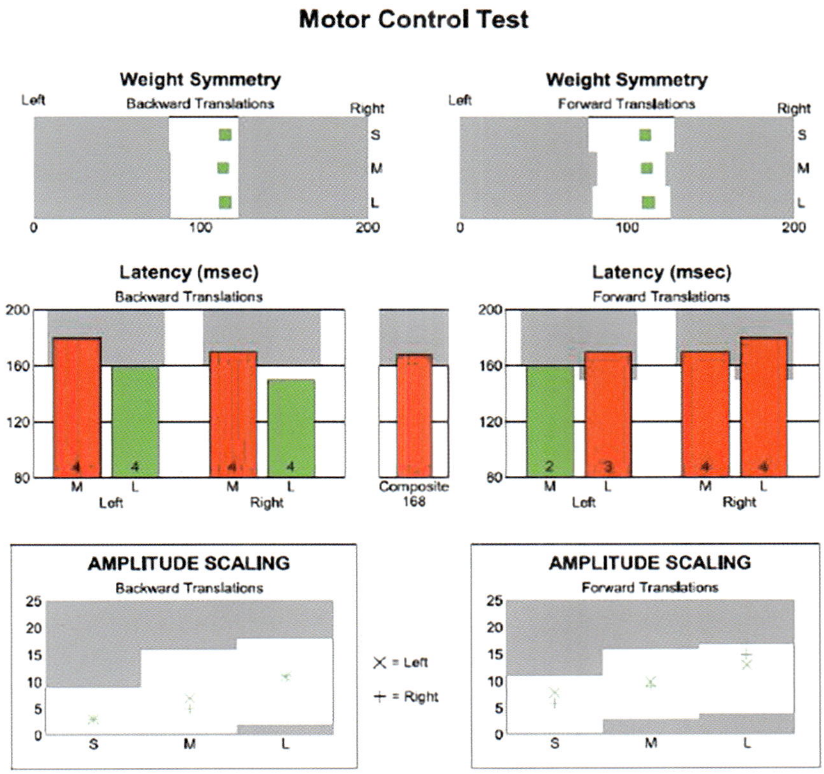

그림 4-35. 운동조절검사(MCT) 결과

(3) 적응도 검사(Adaptation test, ADT)

발판의 앞부분이 갑자기 위로 움직이는 toes-up 5회, 앞부분이 아래로 움직이는 toes-down 5회의 움직임(perturbation)이 3에서 5초 내의 무작위적 간격으로 반복된다. swag energy가 높을수록 몸의 흔들림이 심함을 의미하고, 반복상황에서 적응정도를 확인한다(그림 4-36).

2) 임상적 의의

동적자세 검사의 진단적 가치로는 말초성 병변의 확정적인 자료를 제공하며 중추성 병변과 안뜰계단 이외의 병변에서 유일한 양성 검사가 될 수 있으며, 평형장애에서 기질적 이외의 요소인 심리적 요인이나 증상의 과장 등을 알 수 있고, 기능장애의 객관적인 평가와 기록, 노인들에서 넘어질 위험성 등을 알 수 있다는 점이다.

평형질환에서 기능적인 이상을 정확히 평가하여 위험한 상황을 예측하고 치료의 목표를 설정할 수 있으며, 기계적인 반복 훈련을 통해 노인환자에서 넘어질 위험을 감소시킬 수 있다(그림 4-37).

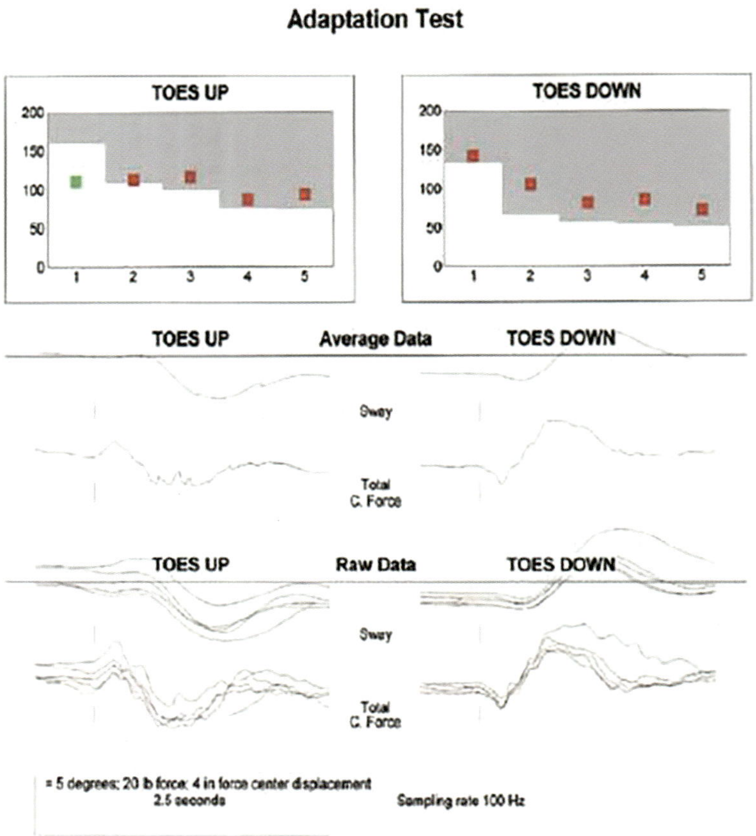

그림 4-36. 적응도검사(ADT) 결과

임상노트

운동조절검사(MCT/ADT)

① 정지강도(weight symmetry)

: 정지 및 자세를 유지하기 위한 동작에서 양쪽 다리에 가해지는 힘의 정도

② 자세유지 잠복시간(latency)

: 발판이 움직인 후 자세 유지하기 위한 동작까지의 시간

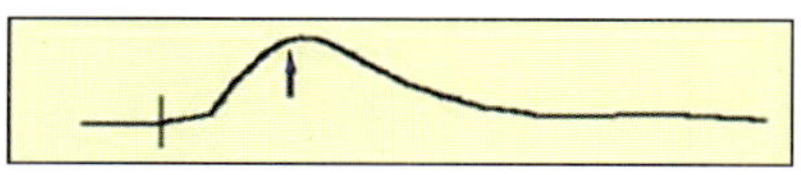

③ 반응강도(response strength)

: 자세를 유지하는 실제 힘의 반응강도

④ 적응도(adaptation)

: 반복상황에서의 적응 정도

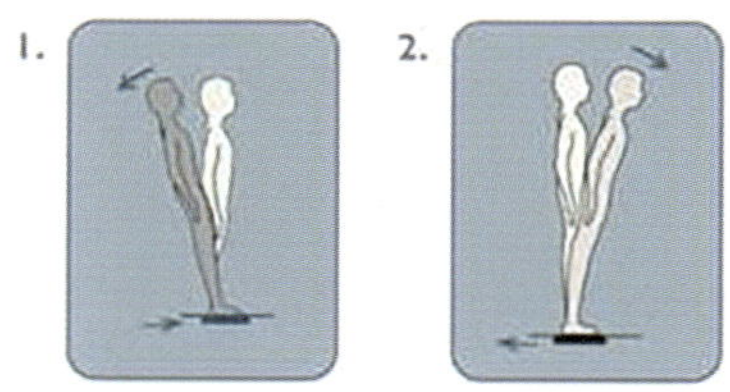

방향	
전향(forward)	
후방(backward)	
크기	
작은(small)크기	5cm/sec, 250 msec
중간(medium)크기	10 cm/sec, 300msec
큰(large)크기	15cm/sec, 400msec

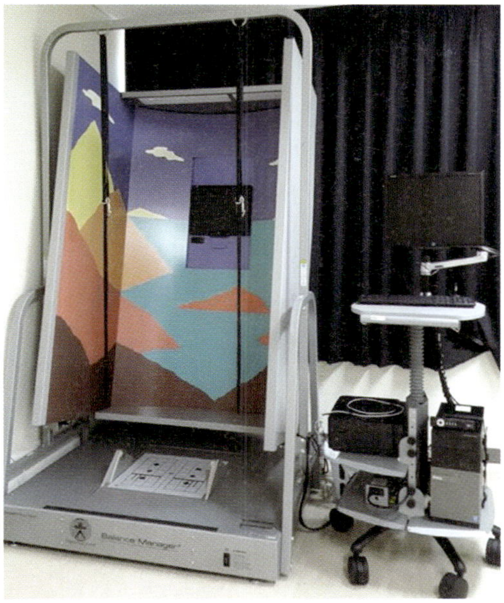

그림 4-37. 동적자세 검사

3. 몸통 팔다리의 평형 검사(체간사지의 평형 검사)

신체평형은 감각기관(시각, 내이(속귀)의 평형감각, 심부감각)에서 제공되는 정보를 기초로 하여 중추신경에 의해서 운동기관(팔다리, 몸통의 근육)이 조절되는 반사경로를 통해 평형이 유지된다. 이러한 반사경로에 이상이 발생하면 신체평형의 장애가 초래된다.

운동기관에 이상이 없을 경우 신체평형은 감각기관에서 제공하는 정보가 필요하다. 따라서 내이의 평형감각 또는 심부감각 중에서 어느 한쪽에 장애가 발생하면 눈을 떴을 때 입력되는 시각정보에 의해서 상대적인 운동이 일어나 자세가 유지되지만, 눈을 감을 때에는 자세를 유지할 수 없으며, 이를 롬베르크(Romberg) 현상이라고 한다. 이에 반해 중추성 장애가 있는 경우 말초감각이 정상이라 하더라도 어느 한쪽의 신체 평형기능이 장애를 받으면 시각정보의 눈뜨기 또는 눈감기에는 영향을 받지 않는다. 또는 말초 감각기관에 장애가 있을 경우 급성 장애에서는 강한 신체평형 이상이 발생되지만 시간이 경과할수록 상대적으로 중추성 장애가 발생한다.

몸통 팔다리의 평형 검사를 통하여 평형장애가 있는 부위 및 장애부위의 진단, 장애정도의 평가, 질환의 경과 및 치료효과의 평가 등이 가능하다. 이러한 몸통 팔다리의 평형기능 검사에는 정적 신체 평형 검사를 하는 직립 검사와 제자리(족답) 검사 등이 있다.

1) 직립 검사

(1) 검사방법

① 양발 직립 검사(Romberg test)

양쪽 다리를 붙이고 선 자세를 유지하면서 눈을 뜬 상태로 30~60초간 정면을 주시하게 하여 관찰한다. 그리고 동일하게 눈을 감은 상태에서도 실시한 다음 움직임 및 넘어짐의 유무와 방향, 눈뜨기 · 눈감기의 차이를 관찰한다(그림 4-38A). 눈뜨기 · 눈감기 모두에서 움직임이 분명하게 있어서 넘어지는 경우를 양성이라고 한다.

② 맨 검사(Mann test)

한쪽 발의 끝과 다른 발의 뒤꿈치를 닿게 하여 양쪽 다리가 일직선이 된 상태로 30초간 서있게 한다. 눈뜨기 · 눈감기 상태에서 각각 양발 직립 검사를 실시하여 동일한지를 비교 관찰한다(그림 4-38B). 30초 이내에 넘어지면 이상이 있는 것으로 판단한다.

③ 한발 직립 검사

똑바로 선 자세를 유지하면서 한쪽 다리의 넓적다리부(대퇴부)가 수평이 되도록 다리를 들어 올린 후 한쪽 발로 30초간 서 있게 한다. 눈뜨기 · 눈감기 상태에서 각각 다리를 바꾸어 똑같이 실시한다(그림 4-38C). 눈뜬 상태에서 30초 이내에 들어 올린 다리가 바닥과 닿거나, 눈감은 상태에서 30초 이내에 3회 이상 바닥과 닿으면 이상이 있는 것으로 판정한다.

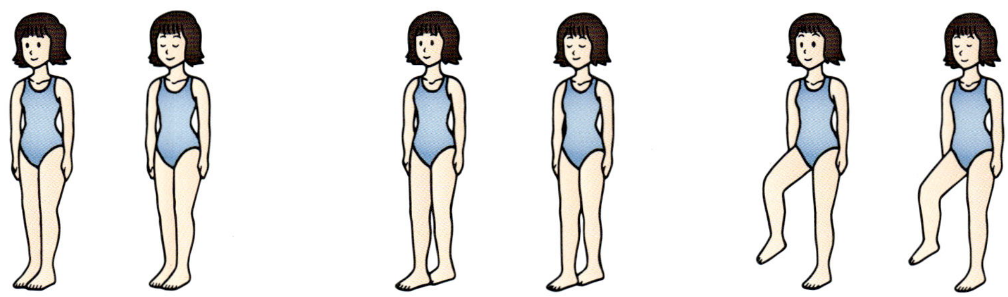

A. 양쪽발 직립 검사
눈뜨기(좌)와 눈감기(우)를 시켜 양자를 비교한다.

B. 맨(mann) 검사
눈뜨기(좌)와 눈감기(우)를 시켜 양자를 비교한다.

C. 한쪽발 직립검사
눈뜨기(좌)와 눈감기(우)를 시켜 양자를 비교한다.

그림 4-38. 신체 평형 검사

(2) 검사상 주의점

양발 직립 검사, 맨 검사, 한발 직립 검사를 순서대로 실시하면 보다 정확한 직립 검사 결과를 얻을 수 있다. 어린 소아나 노인, 근력 저하가 있는 환자 등의 경우 맨 검사나 한발 직립 검사를 실시하여 넘어지는 경향이 나타났다고 하여서 반드시 비정상이라고 판정할 수 없다. 따라서 연령이나 운동기능을 고려해 검사결과를 평가할 필요가 있다.

2) 제자리걸음검사(족답검사, stepping test)

안뜰(전정)은 안뜰 척수로를 통하여 같은 쪽의 뼈대근육 긴장을 유발시키는데 이러한 작용은 뇌줄기, 소뇌 등의 중추에 의해서 조절된다. 따라서 말초안뜰 또는 중추부 장애가 생기면 뼈대 근육의 긴장에서 좌·우차가 발생하여 운동할 때 머리, 팔다리, 몸통이 일정한 방향으로 치우치는(편의) 현상이 나타난다. 족답검사는 피검자로 하여금 눈을 감은 상태에서 족답을 시켜서 한 쪽 방향으로 편향하는지를 검사하는 방법이다. 특히 다리의 치우침 현상을 찾아내는 검사이며 몸통 팔다리의 평형기능 검사에서 직립 검사보다 정밀한 검사이다.

(1) 검사방법

평평한 마루에 직경 50 cm의 동심원(1 m)을 그리고, 원안에 30° 각도로 선을 나누어 둔다. 피검자를 검은 천 또는 안대로 가리거나 눈을 감게 한 후 동심원의 중심에 서 있게 한다. 양쪽 팔을 전방으로 들게 한 상태에서 넙다리를 수평으로 들어 올리면서 그 자리에서 족답을 하게 한다. 1분 동안 100~200회의 빈도로 50회 내지 100회 족답을 시킨다(그림 4-39).

처음에는 눈뜬 상태에서 연습을 시키고, 다음에는 눈감은 상태에서 연습시킨다. 족답을 종료한 후, 정지 위치에서의 신체의 회전방향, 중심부터의 이행방향, 이행각도, 이행거리를 측정한다. 3회 검사를 실시해 재현성이 있는 경우에 양성으로 한다.

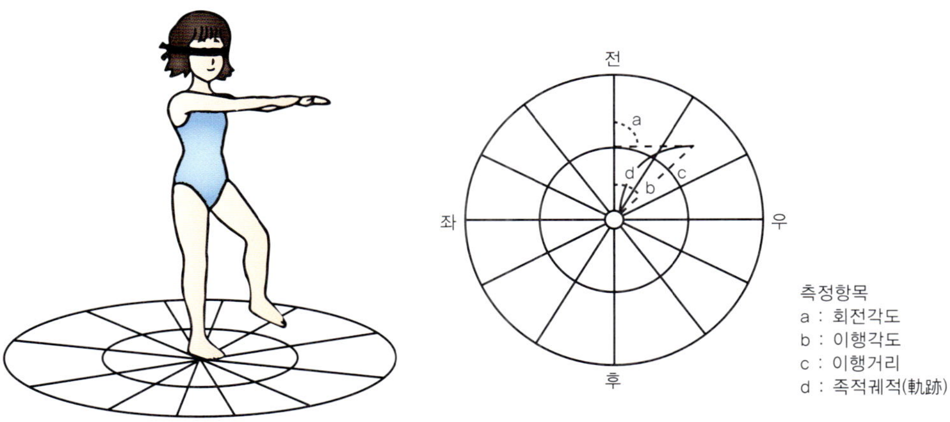

그림 4-39. 신체 평형 검사

(2) 검사결과의 판정과 해석

회전각도와 이행거리가 중요하다.

회전각도 정상: 좌우 44° 이하
회전각도 경계값: 45°~90°
비정상: 91° 이상

이행거리 정상: 1 m 미만
이행거리 비정상: 1 m 이상

(3) 검사상 주의점

가능한 조용한 장소에서 실시한다. 검사 전에 팔다리와 몸통에 근력저하 등과 같은 장애가 있는지에 대해 확인할 필요가 있다. 검사 도중에 넘어질 수 있으므로 곧바로 자세를 유지할 수 있도록 배려할 필요가 있다. 앞이나 뒤로 움직인 것은 병적인 것은 아니다.

(4) 임상적 의의

한쪽의 안뜰장애가 있는 경우 대부분은 질환이 있는 쪽으로 치우친다. 급성 말초성 장애, 양쪽 말초성 장애 등이 있는 경우는 매우 분명한 움직임이 있거나 넘어지는 경향을 보인다. 눈을 뜬 상태의 족답에서 움직임, 넘어짐, 쓰러짐 등이 출현할 경우에는 중추장애가 있는 것으로 판단한다. 기타 치우침 검사로는 피검자의 눈을 가린 후 이름 등의 문자를 쓰게 하여 팔의 치우침 존재 유무를 확인하는 글쓰기 검사, 눈감은 상태에서 일직선으로 걷게 한 후 치우침을 검사하는 보행 검사 등이 있다.

3) 중심 동요 검사

중심 동요 검사는 직립 검사를 실시하는 동안 신체의 움직임을 중심 동요계를 이용하여 객관적으로 정량 평가하는 검사이다. 실제로는 몸의 중심을 측정하는 것이 아니라 검출대의 4점에 설치된 압력 변환기에 가해지는 수직 하중의 중심점을 측정함으로써 시간에 따른 족압 중심의 움직임을 측정한다.

(1) 검사방법

중심 동요계는 피검자가 올라가서 실제로 중심의 움직임을 감지하게 하는 검출대와 프린터를 내장한 기록기로 구성된다. 검출대의 중심에 양발의 안쪽이 서로 접하도록 하여 서게 한다. 양쪽팔은 몸에 붙여 내린다. 기립 후 눈앞 2~3 m의 위치에 있는 지표를 보도록 지시한다. 그리고 먼저 눈뜬 상태에서 1분, 계속해서 눈감은 상태에서 1분간 서 있게 한다.

중심 동요계는 미리 측정 시간이 설정되어 있기 때문에 실제로 검사할 때 시작 버튼을 누르기만 하여도 자동적으로 각 검사 항목이 측정된다(그림 4-40).

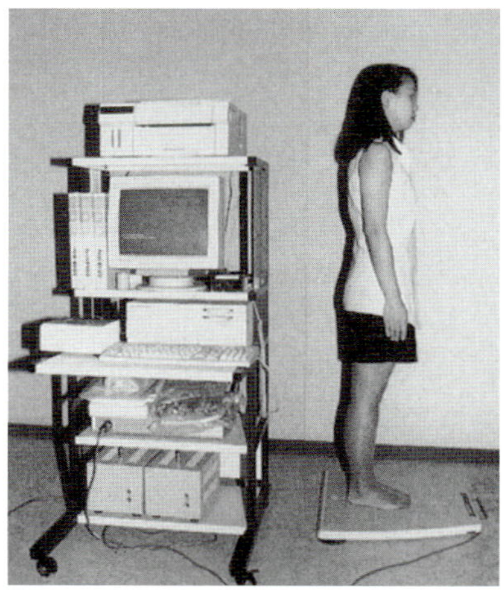

그림 4-40. 중심 동요계

(2) 측정 항목(그림 4-41)

① 중심 동요도: 중심의 동요 패턴을 나타낸다.

② 중심 동요면적: 중심이 이동한 면적을 나타낸다.

③ 중심 동요 궤적거리(궤적장): 중심이 이동한 거리를 나타낸다. 중심 동요의 크기를 나타 내는 가

장 좋은 변수가 된다.

④ 중심 동요에서 중심의 치우침: 발바닥 중심과 중심동요 중심과의 치우침거리를 X축과 Y축으로 측정한다.

⑤ Romberg율: 중심동요의 눈감기/눈뜨기의 비율을 면적 또는 궤적(이동)거리로부터 구한다.

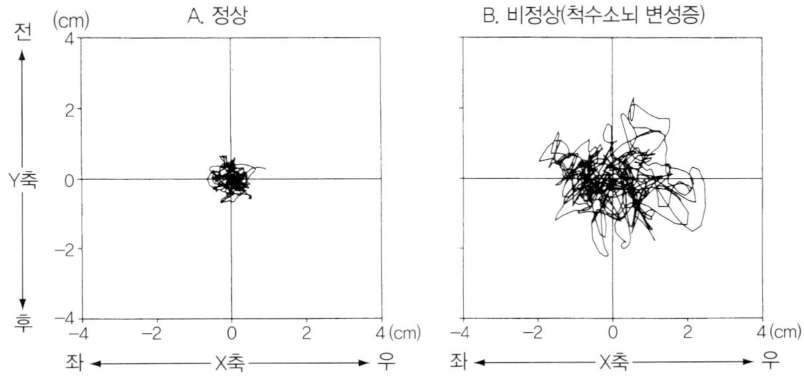

그림 4-41. 중심 동요도

(3) 검사상 주의점

① 중심 동요계, 검출대의 압력 변환기는 매우 정밀한 장치이므로 사용할 때 지나친 물리적 자극을 피하여야 하며 보관할 때에도 검출대에 물건을 올려두면 안 된다.

② 조용하며 밝기가 일정한 방에서 빛, 소리 자극에 의한 치우침이 생기기 않도록 한다.

③ 동요가 심하여 60초간의 검사가 불가능한 경우는 30초간이라도 실시한 다음 그 기록 시간을 표시해 둔다.

④ 눈뜬 상태에서도 검사가 가능하지만 눈감은 상태에서 서 있기가 힘든 경우 이것을 기록해 둔다.

⑤ 양발직립자세가 불가능하여 발의 위치를 바꾸었을 경우에도 기록해 둔다.

⑥ 정상적인 고령자라 할지라도 눈뜬 상태에서 선 자세가 곤란한 경우가 있기 때문에 연령에 따른 변화 등을 충분히 고려해 검사 결과를 평가할 필요가 있다.

(4) 임상적 의의

이 검사는 평형기능 장애의 급격한 변화를 평가하는 데 우수하지만, 병소의 위치를 파악하기에는 부적합하다.

4. 비디오두부충동검사(Video head impulse test)

2004년 Barany 학회에서 비디오두부충동검사(video Head Impulse Test, vHIT)이 처음 보고되었으며, vHIT는 전정안구반사를 이용해 말초전정기능저하의 여부를 객관적으로 확인할 수 있는 방법이다. 전정안구반사(vestibule-ocular reflex, VOR)는 머리(두부)를 움직이면서도 시력을 유지하는데 중요한 역할을 한다. 중심오목(fovea)에 맺히는 상이 2°/s 이상 움직이면 시력이 감소하게 되므로 머리의 움직임에도 불구하고 중심오목에 상을 정확히 유지하도록 하는 전정안구반사는 정상적인 활동을 위해 필수적이다. 또 0.1~10 Hz의 비교적 빠른 머리 움직임에서 효율적으로 반응하는 것으로 알려져 있어, 70 msec보다 짧고 빠르게 머리를 회전시켜 검사를 시행하면 시각적으로 조절되는 눈 운동계의 영향을 배제하고 순수한 전정안구반사를 검사하는 것이 가능하다. 기존의 온도안진검사, 회전의자검사 등의 전정안구반사를 평가하는 검사가 저주파 영역에 국한되어 있는 반면에 두부충동검사(HIT)는 일상생활 중 사용되는 고주파(1~5 Hz) 영역에서 VOR을 별도의 장비없이 쉽게 평가할 수 있고, 수평반고리관 이외의 다른 반고리관을 평가할 수 있다는 장점을 가지고 있다.

(1) 검사방법

전방에 고정되어 있는 레이저를 지속적으로 주시하며 고개를 한쪽으로 빠르게 회전시킨다.

1. Right-Left Horizontal canal: 고개를 양 옆으로 빠르게 움직여 자극
2. Right Anterior – Left Posterior canal(RALP): 고개를 45도 좌측으로 회전 후(눈은 정면으로 고정) 앞, 뒤로 고개를 빠르게 움직여 자극(그림 4-42A)
3. Left Anterior – Right Posterior canal(LARP): 고개를 45도 우측으로 회전 후(눈은 정면으로 고정) 앞, 뒤로 고개를 빠르게 움직여 자극(그림 4-42B)

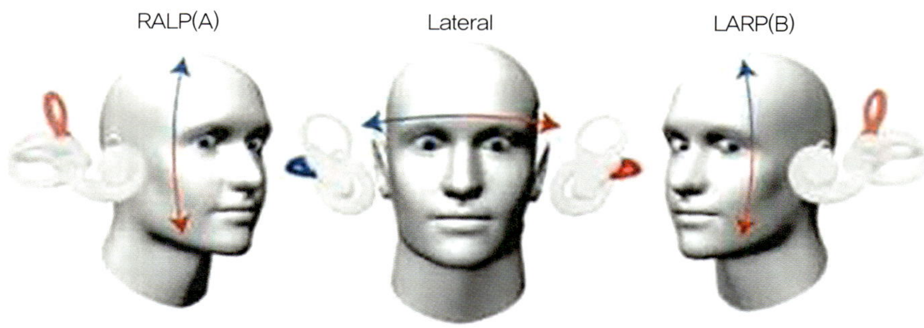

그림 4-42. 비디오두부충동검사

(2) 결과해석

① 이득(Gain)

머리의 움직임의 강도와 눈움직임의 강도(완서상 속도)의 비율이며, 주로 0.8 이하일 때 전정장애로 진단된다.

② 이득 비대칭(Gain asymmetry)

좌, 우측의 이득의 비율로 정상 하한치는 8~20%로 다양하며, 정상범위와 기준치에 대한 통일된 의견은 아직 없다.

Gain asymmetry ratio(%) = (1 − Gi/Gc) × 100

** Gi=ipsilateral gain, Gc=contralateral gain

③ 교정단속운동(Corrective saccade)

교정단속운동은 전정안구반사에 장애가 있는 경우 장애가 있는 경우 머리의 움직임으로 인해 눈이 목표물을 놓쳤을 때 이를 다시 따라잡기 위하여 나타나는 눈의 운동이다. Overt saccade는 머리 움직임이 멈춘 후 발생(머리의 회전이 끝난 다음 발생) 비교적 육안으로 관찰이 쉽고, Covert saccade는 머리가 회전하는 동안 머리의 움직임이 멈추기 전에 나타나 관찰이 어렵다. Covert saccade는 은폐성 단속운동 또는 naked eye(나안)이라 불리기도 한다.

(a) 검사방법

암실에서 환자로 하여금 전방 1미터에 비추어진 한 점(레이저)을 주시하게 한다.

환자의 머리를 검사자가 뒤에서 잡고 각각의 세 반고리뼈관 평면에서 급속회전운동을 시행한다.

머리에 단단하게 고무밴드로 고정되도록 만들어진 매우 가벼운 고글에 눈의 움직임을 측정하는 카메라(Video-oculography camera) 와 머리의 움직임을 측정하는 센서가 장착된다. 머리회전자극 방법은 매우 짧은시간(150~200 ms)동안 머리를 급격하게 회전운동을 시키며, 회전 운동의 크기는 10~20도 정도에 최대 각속도가 200~300 °/s 최대각가속도는 2,000~6,000 °/s^2 되도록 한다.

(b) 주의사항

머리의 회전속도가 증가할수록 전정안구반사의 이득의 결함이 더욱 뚜렷해지고 단속운동이 발현되는 비율이 증가하지만, 너무 낮은 속도로 자극을 하면 병변의 여부를 확인하지 못하는 경우가 발생할 수 있으며, 너무 빠른 속도로 머리를 회전시키면 근골격계의 손상이 올 수 있고 일관적인 자극의 크기를 유지해야 하므로, 최대 각속도가 200~300 °/s 유지하는 것이 좋다. 검사자가 머리를 움직일 때 고글을 건드리지 않도록 주의해야 하며, 고글도 머리에 고정이 충분히 되어 머리의 움직임에 따라 고글이 따라 움직이지 않도록 주의 해야 한다. 환자에게도 미리 정한 속도로 머리 회전을 시켜서 검사를 미리 경험하게 하여 실제로 검사를 시행할 때 목의 근육이나 관절에 무리가 없도록 설명을 하는 것이 좋다.

참고문헌

1. American Speech-Language-Haering Association (ASHA). 1998 Guidelines for determining threshold level for speech. ASHA 85-89.
2. Arlinger, S. D. Comparison of ascending and bracketing methods in pure tone audiometry : A multi-laboratory study. Scandinavian Audiology, 1979, 8, 247-251.
3. Benito-Orejas et al., 2008.
4. Brackmann DE, Selters WA. Electrocochleography in meniere's disease and acoustic neuromas. In: RJ Ruben, C Elberling, G Salomon. Electrocochleography. Baltimore: University Park Press. 1976, pp.315-329.
5. Carhart, R. & Jerger, J. Preferred method for clinical determination of pure-tone thresholds. The Journal of Speech and Hearing Disorder, 1959, 24, 330-345.
6. Cebulla et al., 2012.
7. Chaiklin JB, Ventry IM. Patients errors during spondee and pure tone threshold measurements. J Audio Res. 1965; 5: pp.219-230.
8. Cohen et al., 1991.
9. DeBonis, D. A. & Donohue, C. L. (2008) Survey of audiology, Fundamentals for audiologists and health professionals (2nd ed.) Boston : Pearson/Allyn and Bacon.
10. Deborah, 1990
11. D'Haenens et al., 2008
12. Elberling & Osterhammel, 1988
13. Fria TI etal., 1980.
14. Ge & Shea, 2002
15. Glasscock et al., 1987
16. Herdman & Stapells, 2003
17. Hyde, 1985)
18. Ikino & Almeida, 2006.
19. Jerger & Mauldin, 1978; Werner et al,, 1993.
20. Jerger J, Jerger S, Mauldin L. Studies in impedance audiometry. I. Normal and sensorineural ears. Arch Otolaryngol 1972; 96: 513-523.
21. Jerger J. Clinical experience with impedance audiometry. Archives of Otolaryngology. 1970. 92, 311-324.
22. Jerger S, Diagnostic application of impedance audiometry in certral auditory disorders. In: Jerger JF, Northen JL, eds. Clinical Impedence Audiometry, 2ed ed. Acton: American Electromedic, 1980.
23. Jerger S, Jerger J. Neuroaudiologic findings in patients with central auditory disorders. Semin Hear 1983; 4: 133-159.
24. John et al., 2002.
25. Katz, J, et al, (eds.), Clinical audiology. 5th ed. Lipincott Williams & Wilkins. 2006.
26. Koors et al., 2013.
27. Korczak et al., 2012.
28. Lasky et al., 1992; Subramaniam et al., 1994.
29. Laukli, 1983
30. Lins et al., 1995; Cone-Wesson et al., 2002; Dimitrijevic et al., 2002;
31. Lins et al., 1995; Dimitrijevic et al., 2002.
32. Loftuet al., 2012
33. Lucente FE, Lawson W, Novick HL. The Extrernal Ear. Philadelphia:WB Saunders, 1995, pp.1-17
34. M. Welgampola et al., 2008 Neurology DOI:10.1212/01.wnl.0000299084.76250.4a
35. Martin, F.N., Clark, J.G Chapter 11. The Inner Ear, Introduction to Audiology (12th ed.). New Jersey:

Pearson.
36. Martin, F. N., Clark, J. G Chapter 2. The Human Ear and Simple Tests of Hearing, Introduction to Audiology (10th ed.). New Jersey : Pearson. pp.15-29.
37. Martin, F. N., Clark, J. G Chapter 4. Pure-tone Audiometry, Introduction to Audiology (12th ed.). New Jersey: Pearson.
38. Martin, F. N., Clark, J. G Chapter 5. Speech Audiometry, Introduction to Audiology (12th ed.). New Jersey : Pearson.
39. Martin, F.N., Clark, J.G Chapter 8. Hearing Tests for Children, Introduction to Audiology (12th ed.). New Jersey: Pearson.
40. Moller & Jannetta, 1985.
41. Norton et al., 2000; Bengoetxea et al., 2012.
42. Norton SJ, Gorga MP, Widen JE, Folsom RC, Sininger Y, Cone-Wesson BV, et al. Identification of Neonatal Hearing Impairment: Evalution of Transient Evoked Otoacoustic Emission, Distortion Product Otoacoustic Emission, and Auditory Brain Stem Response Test Performance. Ear & Hearing 2000;21:508-28
43. Norton SJ, Gorga MP, Widen JE, Folsom RC, Sininger Y, Cone-Wesson BV, et al. Identification of Neonatal Hearing Impairment: Summary and Recommendations. Ear & Hearing 2000:21:529-35
44. picton et al., 1987.
45. picton et al., 2003.
46. Rickards & clark, 1984.
47. Sataloff RT. Voice science. San Diego, CA : Plural publishing;2005. pp.1-12
48. Shanks J, Shohet J. Tympanometry in clinical practice. In J. Kratz J. Medwetky R. Budrkard & L. Hood (Eds.) Handbook of Clinical Audiology 2009; 6th ed. pp.157-188. Philadephia: Lippincott, Williams & Wilkins.
49. Titze IR. Principle of Voice Production, 2nd ed. New Jersey; Prentice hall:2000.
50. Tonndorf J, Khanna SM. Tympanic-membrane vibrations in humman cadaver ears studied by time-averaged holography. J Acoust Soc Am 1972;52:pp.1221-1233
51. Widen, J. E., Folsom, R. C., Cone-Wesson, B., Carty, L., Dunnel, J. J., Koebsell, k. et al. Identification of neonatal hearing impairment : hearing status at 8 to 12 months corrected age using a visual reinforcement audiometry protocol. Ear Hear. 2000:21(5), pp.471-487
52. 고의경, 1996
53. 김리석. 청력검사. 이비인후과학. 일조각, 2013; pp.485-516.
54. 김진숙. 유소아청력검사. 청각학개론 2판. 학지사. 2017:15: pp.281-295
55. 김진숙. 중이검사. 청각학개론. 학지사. 2014; 6: pp.123-140.
56. 김형종. 이효정. 귀의 구조와 기능. 청각학개론 2판. 학지사. 2017:2: pp.29-48
57. 대한평형의학회 2012년 11권 4호
58. 대한평형의학회 2013년 12권 부록
59. 박민현. 소리의 특성. 청각학개론 2판. 학지사. 2017:3: pp.51-61
60. 박수경. 신생아 난청과 신생아청각선별검사. Hanyan Med Rev. 2015;35: pp.72-77
61. 박시내. 이명검사. 청각검사지침 2판. 학지사, 2017; 16: pp.299-319.
62. 신지영. 음향 음성학의 기초 개념. 말소리의 이해. 한국문화사. 2001:7: pp.122-162.
63. 이승화. 임피던스 청력검사와 이관기능검사. 청각검사지침 2판. 학지사, 2017; 8: pp.143-161.
64. 이일우. 신생아 청력 선별검사. J Clinical Otolaryngol. 2003;14: pp. 168-174
65. 이원상. 임상평형의학. 대한평형의학회. 2005.
66. 이정구. 어지럼증. 단국대학교 출판부. 2007.
67. 이호기. 이명의 평가 및 재활. 청각학개론. 학지사, 2014; 11: pp.253-276.
68. 이호기. 임피던스 청력검사와 이관기능검사. 청각검사지침. 학지사, 2008; 8: pp.119-139.
69. 이호기. 청각기관의 구조와 기능. 대한이비인후과학회 편, 이비인후과학-두경부외과학 제 1 권 기초. 서울:일조각. 2009:2:

pp.19-42
70. 전경명. 고의경. 이일우. 유소아 난청의 조기 진단과 치료. J Clinical Otolaryngol. 2001;12: pp. 193-202
71. 전경명 외, 1994
72. 정명현. 임피던스 청력검사. 임상이비인후과, 1996; 7: pp.261-273.
73. 조수진, 이정학, 임덕화, 이경원, 한희경, 어음인지문턱값검사를 위한 학령기용 및 학령전기용 이음절어표 개발. 청능재활. 2008b. 4, 37-47.
74. 조수진, 임덕환, 이경원, 한희경, 이정학. 어음인지문턱값검사를 위한 한국표준 일반용 이음절어표 개발. 청능재활. 2008a. 4, 28-36.
75. 조용범. 귀의 발생과 해부. 대한이비인후과학회 편, 이비인후과학-두경부외과학 제 1권 기초. 서울:일조각. 2009:1: pp.3-18
76. 진성민. 소리 물리학의 기본 개념. 대한음성언어의학회지; 2011. pp.99-102
77. 채성원. 어음청력검사. 청각검사지침. 학지사, 2008; 8: pp.99-118
78. 함태영. 한국 어음청력검사어표와 명료도검사 성적에 관한 연구. 가톨릭대학 논문집. 1962; 5: pp.31-38.
79. 한병인, 임준성, 김지수, 김태유, 송현석. 어지럼과 이명 그림으로 보다. 푸른솔 2010.

청각 및 평형기능검사학 실습보고서

학교명: 학번: 이름:

청각 및 평형기능검사학 실습보고서

학교명: 학번: 이름:

찾아보기

국문색인

ㅈ

영문색인

청각 및 평형기능검사학(2판)

2021년 5월 06일 1판 발행
2022년 8월 20일 1판 2쇄 발행
2024년 8월 26일 2판 인쇄
2024년 9월 02일 2판 발행

저 자 : 이선경 · 김대진 · 김철승 · 김효신 · 설재웅 · 신환호 · 조은경
김성희 · 현경예 · 김시현 · 김동우 · 김자원 · 이유지 · 최지영

발 행 자 : 남학순
발 행 처 : 도서출판 고려의학
(02880) 서울 성북구 성북로9길 1 보문빌딩 3층
전화 : (02) 765-0333, 0337 / 팩스 : (02) 743-2288
이 메 일 : kmedbook@daum.net
홈페이지 : www.komb.co.kr
신고번호 : 제 2022-000006호

※ 검인은 저자와의 합의하에 생략합니다.
※ 낙장 및 파본은 교환해 드립니다.

ISBN 979-11-92422-61-9

정가 : 26,000원